Connie Koesling | Uta Stiegler

**Hüftgelenkersatz –
Selbstständigkeit und Sicherheit im Alltag**

Zu den Autorinnen

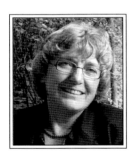

Connie Koesling

Jahrgang 1949; Ergotherapeutin seit fast 40 Jahren, überwiegend in leitender Stellung. Ihre Spezialgebiete sind die Schienenversorgung, die Hilfsmittelberatung und -versorgung, (präventive) Maßnahmen des Gelenkschutzes (Rheumatologie) und der ergotherapeutischen Rückenschule, zu denen sie bereits zahlreiche Fortbildungsveranstaltungen durchgeführt hat.

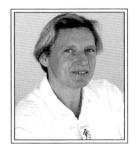

Uta Stiegler

Jahrgang 1961; Dr. med., niedergelassene Orthopädin und Unfallchirurgin, Rheumatologin und Sportmedizinerin in Berlin, Schwerpunkte Schmerztherapie, Akupunktur, traditionelle chinesische Medizin, Naturheilkunde und konservative Therapien bei orthopädischen Erkrankungen; langjährige Erfahrung in operativer und postoperativer Arthrosetherapie.

Connie Koesling | Uta Stiegler

Hüftgelenkersatz – Selbstständigkeit und Sicherheit im Alltag

Das Gesundheitsforum

Bibliografische Information der Deutschen Nationalbibliothek
Die Deutsche Nationalbibliothek verzeichnet diese Publikation in der Deutschen Nationalbibliografie; detaillierte bibliografische Daten sind im Internet über http://dnb.d-nb.de abrufbar.

Besuchen Sie uns im Internet: www.schulz-kirchner.de

4., überarb. Auflage 2010
3., überarb. Auflage 2007
2. Auflage 2003
1. Auflage 2002
ISBN 978-3-8248-0492-4
Alle Rechte vorbehalten
© Schulz-Kirchner Verlag GmbH, Idstein 2010
Mollweg 2, D-65510 Idstein
Vertretungsberechtigter Geschäftsführer: Dr. Ullrich Schulz-Kirchner
Lektorat: Beate Kubny-Lüke
Umschlagentwurf und Layout: Susanne Koch

Bildnachweis:
Titelfoto: Alterfalter fotolia.com
Fotos auf den Seiten 12 und 14: mit freundlicher Genehmigung der Firma ESKA Implants GmbH & Co., Lübeck
Zeichnungen: Stephanie Pieri
Weitere Abbildungen: Archiv der Autorinnen
Druck und Bindung: Druckerei Steinmeier GmbH & Co. KG, Gewerbepark 6, 86738 Deiningen

Printed in Germany

Inhalt

Geleitwort 7

Vorwort 9

I   Einleitung 11

II Das künstliche Gelenk 12

III Die Operation und ihre Risiken 15

IV Indikationen für die Operation – warum ist das nötig? 18
    1   Untersuchungen 18
    2   Ursache Arthrose 19

V   Vorbereitung auf die Operation 21
    1   Eigenblut 21
    2   Muskeltraining 21
    3   Gewichtsabnahme 22
    4   Psychische Vorbereitung und Einstellung zur OP 22
    5   Was muss ich zur stationären Aufnahme mitbringen? 22
    6   Utensilien und Hilfsmittel 23
    7   Last but not least 23

VI Alternativen zur Operation 24
    1   Physikalische Therapie 24
    2   Bewegungstherapie, Physiotherapie 25
    3   Diätetik 25
    4   Medikamentöse Therapie 25
    5   Spritzen in das Gelenk 26
    6   Knorpelzelltransplantation 26

VII Verhalten nach der Operation 27
    1   Gefahren und Risiken 27
    2   Überblick: Die Zeit der Rehabilitation 28
        a) Rehabilitation 28
        b) Bett/Schlafstellung 28
        c) Geschlechtsverkehr 28
        d) Sitzen 29
        e) Toilette 29
        f) Baden/Duschen 29
        g) Laufen/Gehen 29
        h) Auto fahren 29

3 Therapie nach der Operation. 30
   a) Physiotherapie 30
   b) Ergotherapie 30
   c) Physikalische Therapie 31
   d) Wassertherapie 31
   e) Reflextherapien 32
   f) Medikamente 32

VIII Selbstständigkeit im Alltag 33
  1 Einleitung. 33
  2 Grundregeln für alle Bewegungs- und Handlungsabläufe . . . 33
  3 Alltagsbewältigung 37
    a) Liegen/Schlafen im Bett. 37
    b) Sexuelle Betätigung. 39
    c) Aufstehen aus dem Bett, Einsteigen in das Bett 40
    d) Sitzen auf der Bettkante, auf dem Stuhl, auf der Toilette . . 41
    e) Bücken 45
    f) Tragen. 46
    g) Körperpflege 47
    h) An- und Auskleiden 52
    i) Auto fahren, Ein-/Aussteigen 57
    j) Verhalten in öffentlichen Verkehrsmitteln 58
    k) Treppen steigen. 59
    l) Haushalts- und Gartenarbeiten 60
    m) Sportarten 61

IX Anhang 65
  1 Hilfsmittel in der Übersicht 66
  2 Anleitung zur Benutzung eines Strumpfanziehers 70
  3 Anleitung zur Benutzung einer Anziehhilfe
    für Kompressionsstrümpfe 72

X Glossar 74

Anmerkung des Verlags:

Die Informationen in diesem Buch wurden von den Verfasserinnen, dem Herausgeber und dem Verlag sorgfältig erwogen und geprüft, dennoch kann eine Garantie nicht übernommen werden. Eine Haftung der Verfasserinnen, des Herausgebers oder des Verlags und seiner Beauftragten für Personen-, Sach- und Vermögensschäden ist ausgeschlossen.

Geleitwort

In Deutschland werden im Jahr ca. 150.000 künstliche Hüftgelenke eingesetzt. Die Operationen, die in orthopädischen und unfallchirurgischen Abteilungen durchgeführt werden, führen ganz überwiegend für den schmerzgeplagten und funktionsbehinderten Patienten zu guten und sehr guten Ergebnissen, indem die Lebensqualität wiederhergestellt wird.

Da es sich aber um ein künstliches Gelenk handelt, ist es für den Betroffenen notwendig, sich hinsichtlich des Aufbaus, der Funktion, aber auch der möglichen Risiken eines solchen Gelenkes Klarheit zu verschaffen.

Dabei ist es wichtig zu akzeptieren, dass es Unterschiede zum normalen Gelenk hinsichtlich bestimmter Bewegungsabläufe, aber auch Extrembelastungen gibt.

Das vorliegende Buch gibt in seiner klaren Gliederung und in einer verständlichen Sprache Auskünfte über das Krankheitsbild der Arthrose und seine unterschiedlichen Therapiemöglichkeiten in Abhängigkeit vom Fortschreiten der Erkrankung.

Es beschäftigt sich schwerpunktmäßig mit Menschen mit Arthrose, die aufgrund der fortgeschrittenen Erkrankung ein künstliches Gelenk erhalten mussten, und gibt Antwort auf die zahlreichen Fragen, die von den Betroffenen in diesem Zusammenhang immer wieder gestellt werden. Im Einzelnen werden die unterschiedlichen Verankerungsmöglichkeiten einer solchen Prothese angesprochen und die sich daraus ergebenden Konsequenzen für die Therapie dargestellt.

Der gewünschte Schwerpunkt des Buches liegt aber in der Anleitung zum Umgang mit der Prothese in Abhängigkeit von den unterschiedlichen Rehabilitationsphasen bis hin zum normalen Alltag. Leicht verständlich werden die einzelnen Schritte der Rehabilitation dargestellt. Besonders klar beschrieben werden die möglichen Risiken in der Ausübung der Bewegungen und Übungen. Die eingebrachten Bilder verstärken dabei optisch das sprachlich Mitgeteilte. Informativ sind auch ein Anhang über die notwendigen Hilfsmittel und der Hinweis auf die Erstattungsmöglichkeiten durch die Krankenkassen.

Das Buch hilft den Betroffenen, über das erlangte Wissen die notwendigen Behandlungsschritte kennen und verstehen zu lernen und ermöglicht ihnen damit risikoarm die Rückkehr in die Selbstständigkeit ihres individuellen Alltags.

Professor Dr. Wolfgang Noack
Chefarzt der orthopädischen Abteilung
im Ev. Waldkrankenhaus Berlin-Spandau

Vorwort

Liebe Patientinnen und Patienten,

die vor Ihnen liegende kleine Broschüre soll Ihnen und Ihren Angehörigen als Nachschlagewerk und Handlungsanleitung zur Unterstützung der ärztlichen und therapeutischen Informationen dienen.

Wir haben dieser Anleitung zur Selbsthilfe einen Informationsteil über medizinisch anatomische Gegebenheiten, Operationstechniken, Vorsichtsmaßnahmen sowie die Bewegungsver- und -gebote vorangestellt. Dem folgt ein praktischer Teil mit vielen Hinweisen, Tipps und Tricks für Ihren persönlichen Alltag. Damit wollen wir Ihnen helfen, Ihr Verhalten dauerhaft zu ändern.

Die dargestellten Alltagssituationen sind Ihnen sicher nicht fremd, sind sie doch sozusagen aus dem Leben gegriffen. Gerade weil sie Ihnen vertraut sind, ist jetzt Ihre ganze Aufmerksamkeit gefordert. Nicht mehr in gewohnter Art und Weise sollen, ja dürfen Sie sich waschen oder anziehen, aus dem Bett oder in ein Auto steigen. Vielmehr lernen Sie neue Wege kennen, diese Tätigkeiten durchzuführen, Hilfsmittel zu benutzen, Tricks anzuwenden und auch ganz eigene, persönliche Lösungen zu finden, immer zum Schutz Ihres neuen Hüftgelenkes.

Auch wollen wir Ihnen die Angst nehmen, sich nach der Operation vielleicht schlechter als vorher bewegen zu können oder noch die gleichen Schmerzen zu haben. Ganz im Gegenteil: Sie können dann viele Bewegungsmöglichkeiten wiedergewinnen.

Wir danken allen Patientinnen und Patienten, die sich für die Fotos zur Verfügung gestellt haben. Ihre Ideen und Anregungen für die Lösung der vielen kleinen und großen Alltagsprobleme nach einer Hüftoperation bereichern uns auch weiter in unserer Arbeit.

Dr. med. Uta Stiegler
Orthopädin

Connie Koesling
Ergotherapeutin

I   Einleitung

Ihnen ist ein künstliches Hüftgelenk eingesetzt worden oder Sie haben vor, diese Operation durchführen zu lassen. Diese Broschüre gibt Antwort auf alle Fragen, die in diesem Zusammenhang für Sie wichtig sind. Nach Ausführungen zu Ihrem neuen künstlichen Gelenk folgen Informationen zur Operation, zu den Ursachen für diese Maßnahme, zu Alternativen und schließlich praktische Hinweise zu den Dingen, die Sie in Zukunft – während der Rehabilitation und im Alltag – mit Ihrem künstlichen Gelenk beachten sollten. Am Ende finden Sie einen Überblick über die Hilfsmittel, die Ihnen den Weg in die Selbstständigkeit und Sicherheit erleichtern können.

II Das künstliche Gelenk

Es gibt heute zahlreiche künstliche Hüftgelenke – etwa 500 Typen! –, die alle als Totalendoprothesen, kurz: TEP, bezeichnet werden. Die meisten bestehen aus einem Kopf, einer Pfanne und einem Schaft, der im Oberschenkelknochen verankert wird. Sie können aus verschiedenen Materialien gefertigt sein.

Seit ca. 8 Jahren wird eine „Hüftgelenkkappe" mit Pfanne eingesetzt. Dr. McMinn, der Erfinder dieser Prothese, arbeitet seit 1991 mit dem Implantat, weltweit wurden bereits 10.000 Implantationen durchgeführt. Diese Prothese wird in der Regel bei jungen Menschen eingesetzt. Der große Vorteil gegenüber den bisherigen Prothesenmodellen besteht in der Möglichkeit, den Knochen sowohl beim Implantieren wie auch bei einer eventuell erforderlichen Entfernung weitestgehend zu erhalten. Dann sind spätere Wechseloperationen leichter durchzuführen. Allerdings beruht ein gutes Operationsergebnis, gerade hier, auf sehr viel Erfahrung der Operierenden.

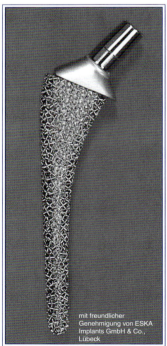 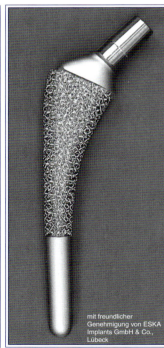 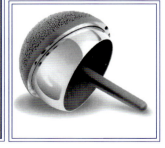

Abb. 1: CL-Hüftstiel mit Kragen, vollstrukturiert

Abb. 2: CL-Hüftstiel kragenlos, teilstrukturiert

Abb. 3: McMinn-Prothese

Viele fragen nun, welches im Normalfall sonst das beste künstliche Hüftgelenk sei – und auf diese Frage gibt es eigentlich nur individuelle Antworten. Die Wahl des Implantates richtet sich nach individuellen Faktoren wie Aktivität, biologisches Alter und Knochenqualität. Grundsätzlich gibt es zementierte, teilweise zementierte und nicht zementierte TEPs. Bei älteren Menschen bevorzugen viele die Verankerung des Kunstgelenkes im Knochen durch Knochenzement, weil der Knochen selbst den Schaft nicht mehr ohne Weiteres einbauen kann. Allerdings fängt „älter" heute erst bei etwa 75 Jahren an. Bei in diesem Sinne jüngeren Menschen werden Materialien bevorzugt, in deren Oberfläche der Knochen einwachsen kann; diese Prothesen lassen sich auch leichter wechseln, wenn das einmal erforderlich sein sollte. Sie werden – im „press-fit-Verfahren" – so genau passend eingeführt, dass zwischen Knochen und Prothese kein Abstand bleibt.

Im Detail sieht das so aus:
Abgesehen von der eingangs beschriebenen Option einer Prothesenkappe werden in aller Regel bei der Erstoperation einer erkrankten Hüfte „jüngerer" Patientinnen und Patienten *Schaftimplantate* verwendet. Die Prothesen sind zumeist aus Titan oder aus Chrom-Nickel gefertigt. Die Oberfläche ist mit einer dem Knochen ähnlichen Substanz, dem Hydroxylapatit, beschichtet; dieses erleichtert das Heranwachsen des Knochens an die Prothese. Die Prothesen kommen zwar aus einem Standardsystem, sind aber höchst variabel. Die Schaftprothese existiert in verschiedenen Formen, die in jeweils verschiedenen Schaftlängen bzw. -stärken und unterschiedlichen Kopfdurchmessern verfügbar sind. Zusätzlich variieren Schenkelhalslänge und Schenkelhalswinkel. Sie sind jeweils für linke und rechte Hüften wie der Oberschenkelknochen leicht gebogen. Die künstliche Pfanne gibt es ebenso in Variationen, also mit verschiedenen Pfannendurchmessern und Verankerungssystemen. Das Prothesensystem ermöglicht es nun, unterschiedliche Komponenten wie Schaft und Pfanne frei zu kombinieren. So kann es genau auf die individuellen Knochenverhältnisse eingestellt werden. Nur bei außergewöhnlich schwierigen anatomischen Verhältnissen werden Prothesenschäfte und Pfannenkomponenten heute noch auf der Grundlage von Röntgenbildern *„custom made"*, also individuell maßgeschneidert. Das kann nach vielen Voroperationen oder bei angeborenen Fehlbildungen des Hüftgelenkes der Fall sein. Sonst sind bei den Standardsystemen die Operationsergebnisse auch nach sehr langen Verlaufszeiten überwiegend gut.

Neben den Standardimplantaten gibt es die teilzementierten Prothesen, die sogenannten *Hybridprothesen*. Dabei wird ein Teil der Prothese zementiert und der andere Teil zementfrei im Knochen verankert. Beispielsweise eignet sich manchmal nur die Hüftgelenkpfanne in Form und Festigkeit der Knochensubstanz zur zementfreien Verankerung einer Prothese; dann wird nur der Schaft zementiert. Manchmal ist es aber auch genau umgekehrt, dann wird die Kunstpfanne zementiert und die Oberschenkelschaftprothese zementfrei verankert. Nach der Operation können diese Prothesen über gewisse Zeit nur teilweise belastet werden.

Insbesondere alte Menschen, aber beispielsweise auch Schlaganfallpatientinnen und -patienten benötigen eine TEP, die sofort nach einer Operation voll belastbar ist. Dann werden Prothesen benutzt, die **voll zementiert** werden, denn diese Form der Verankerung ermöglicht sehr schnell eine vollbelastete Beweglichkeit. Knochenzement wird aus Pulver und Flüssigkeit und im Fall einer Infektion auch aus einem Antibiotikum zu einer Paste angerührt. Diese wird in die ausgefräste und mit Haftlöchern versehene natürliche Hüftpfanne und in die Markhöhle des Oberschenkelknochens gefüllt, dann werden die Komponenten eingesetzt, und die Paste härtet innerhalb einiger Minuten aus. Die künstliche Hüftpfanne, die so eingesetzt wird, besteht aus Polyethylen, einem Spezialkunststoff; die Schaftprothese und der künstliche Hüftkopf bestehen aus einer Chrom-Cobalt-Legierung, einer speziellen Stahllegierung; der Hüftkopf kann auch aus Keramik geformt sein. Auch hier haben Pfannen und Köpfe entsprechend den anatomischen Verhältnissen unterschiedliche Größen und eine variable Schenkelhalslänge. Langzeitstudien zeigen, dass auch mit dieser Fixierungsmethode sehr gute Ergebnisse erreicht werden.

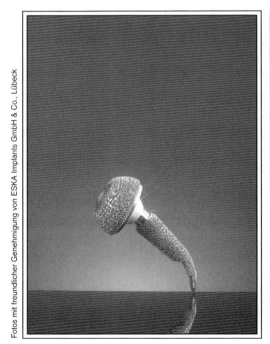

Abb. 4

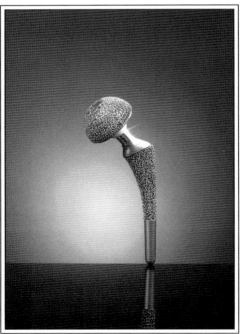

Abb. 5

III   Die Operation und ihre Risiken

Die Operation (OP) am Hüftgelenk ist kein kleiner Eingriff. Viele Menschen haben daher auch Angst vor diesem Schritt. Daher beschreiben wir Ihnen kurz, was eigentlich genau bei der „OP" geschieht.

Seit über zehn Jahren wird nicht nur am Design, an der Verbesserung des Materials und der Oberfläche der Prothesen gearbeitet. Vielmehr stand in den letzten Jahren die Entwicklung einer schonenden Implantationstechnik im Vordergrund, um die postoperative Rekonvaleszenz so kurz wie möglich gestalten zu können.

Die Operation (OP) am Hüftgelenk ist eine der etabliertesten Operationsmethoden in der Medizin. Die heutigen OP-Techniken sind ein Ergebnis jahrzehntelanger Forschung und Suche nach dem komplikationsärmsten und erfolgreichsten Verfahren.

Heute wird eine Hüftprothese nur noch anhand der sogenannten „Minimal Invasive OP-Technik" implantiert.

Das Ziel dieser neuen OP-Techniken ist, muskelschonend zu operieren, um dadurch eine schnellere Mobilisation zu erreichen. Die gesamte Rehabilitationszeit wird dadurch also verkürzt. Und das ist durch die „Minischnittzugangstechniken" oder auch „Minimalinvasiven Techniken" gelungen.

Die OP wird von Ärztinnen und Ärzten der Fachrichtung Orthopädie und/ oder Unfallchirurgie vorgenommen. Außerdem ist eine Anästhesistin oder ein Anästhesist dafür zuständig, Sie in Narkose zu versetzen und während der Operation auf Ihre Lunge und Ihr Herz zu achten. Wenn es möglich ist oder notwendig erscheint, müssen Sie vor der Operation Eigenblut spenden (Weiteres dazu unten). Nach der Aufklärung durch die Ärztinnen oder Ärzte werden Sie narkotisiert und so in eine Art Tiefschlaf versetzt. Dabei können Sie zwischen einer Teilnarkose, wo nur das Bein schläft, oder einer Vollnarkose wählen. Im Operationssaal selbst geschieht dann Folgendes:

Über einen seitlichen oder vorderen Hautschnitt, der zwischen 5 und 10 cm lang ist, wird ein direkter Zugang zum Gelenk gewählt. Durch eine Lücke zwischen zwei Muskelgruppen wird das Gelenk erreicht, während mit speziellen Operationsinstrumenten und -haken die Muskeln zur Seite gehalten werden. Die Muskulatur, die Bänder und die Sehnen werden nicht wie früher durchtrennt oder eingekerbt, sondern nur noch auseinandergedrängt, ohne dass die Strukturen geschädigt werden. Die funktionell bedeutsame hüftstabilisierende Muskulatur wird hierbei nicht in Mitleidenschaft gezogen. Dann wird das Gelenk „eröffnet", indem die Kapsel, also die Schutzhülle um das Gelenk herum, durchtrennt wird. Nun kann das zerstörte Gelenkteil entfernt werden, um Raum für die TEP zu schaffen. Die Hüftpfanne wird mit einer Fräse so geformt, dass die Kunstpfanne eingesetzt werden kann. Anschließend wird der Oberschenkelknochen mit Raspeln aufgeraut, um den Prothesenstil (wie oben beschrieben) zementiert oder zementfrei einbringen zu können. Dann wird ein passender Hüftkopf aufgesetzt und das ganze Kunstgelenk eingerenkt. Am Schluss muss die Wunde verschlossen werden.

Jede Operation ist aber auch mit Risiken verbunden. Risiken sind immer die Thrombose, also ein Blutgerinnsel in der Vene, und die Lungenembolie, wodurch ein Gerinnsel zu einem Herzstillstand führen kann. Daneben ist das größte Risiko der Hüft-OP die Wundheilungsstörung. Eine solche Störung kann oberflächlich ausfallen und ist dann ein unproblematischer Wundinfekt, der unter der entsprechenden Behandlung folgenlos abheilt. Die Störung kann aber auch schwerwiegend sein, wobei ein tiefer Wundinfekt in etwa 1 % der Fälle auftritt. Er kann zur Gelenkvereiterung führen, die wiederum sogar den Ausbau des künstlichen Hüftgelenkes erzwingen kann.

Weitere Risiken der Operation sind Lähmungen, Gefühlsstörungen und Durchblutungsstörungen. Da viele Nerven und Gefäße nahe am Hüftgelenk vorbeiziehen, sind sie durch die OP, durch bestimmte Lagerungen des Körpers und durch Blutergüsse, die eine OP hervorrufen kann, druck- und verletzungsgefährdet.

Daneben gibt es auch die Komplikationen einer Operation selbst. Das sind zunächst die Verknöcherungen, die „periarticulären Ossifikationen". Um sie zu verhindern, also zur Ossifikationsprophylaxe, werden Medikamente und die Bestrahlung eingesetzt.

Eine weitere Komplikation ist die Lockerung der TEP. Zwar halten mit der heute verfügbaren Technik die mit Knochenzement verankerten Kunstgelenke im Hüftgelenk etwa 15 bis 20 Jahre, und diese Zahl wird bereits von einigen zementlosen Gelenken überschritten. Dennoch kann sich jedes künstliche Gelenk irgendwann lockern. Hierfür sind häufig nach längerer Zeit auftretende Abriebteilchen verantwortlich. Dann ist eine Wechseloperation, also ein Austausch der TEP, erforderlich, diese erzielt, wenn sie rechtzeitig vorgenommen wird, meist gute Ergebnisse.

Es können auch Allergien gegen die Metall-Legierung, die als Material für TEPs verwendet wird, auftreten. Dies ist allerdings sehr selten. Zudem ist es möglich, das Material vorher auch individuell auf seine Verträglichkeit zu testen, um rechtzeitig ein anderes Modell wählen zu können.

Eine weitere mögliche Folge der Operation sind Fehlstellungen, denn das Einsetzen von künstlichen Gelenken kann Beinlängenveränderungen oder Drehfehler nach sich ziehen. Beinlängenverlängerungen um 0,5 bis zu 1,5 cm können auch aus operationstechnischen Gründen erforderlich sein, wenn nur so eine optimale Passform bei optimalem Halt mit genügender Muskelspannung gewährleistet ist. Diese kann nach der OP leicht durch eine orthopädische Schuhanpassung ausgeglichen werden.

Ansonsten wird das implantierte Gelenk schon während der Operation immer auf seine Druck-, Zug- und Drehstabilität geprüft, um unangenehme Folgen zu vermeiden.

IV Indikationen für die Operation – warum ist das nötig?

Eine Hüftoperation zum Einsatz einer TEP kann aus unterschiedlichen Gründen erforderlich sein. Manchmal wird das Gelenk durch einen Knochenbruch, die Fraktur, zerstört. Sonst ersetzt das künstliche Hüftgelenk oft diejenigen Teile des Gelenks, die durch Verschleiß bzw. Arthrose zerstört wurden.

1 Untersuchungen

Ob eine Arthrose vorliegt, zeigt sich aber nicht sofort. Es gibt allerdings typische Symptome. Dazu gehört der Anlaufschmerz, der bei der ersten Bewegung eines Gelenks auftritt und dann rasch nachlässt. Weiter gehört auch der belastungsabhängige Schmerz dazu, der mit der Belastung eines Gelenks zunimmt, also zum Beispiel wachsende Schmerzen in den Hüften und Knien bei einer längeren Gehstrecke oder bei schwereren Arthrosen, Schmerzen bereits beim Treppensteigen oder nach wenigen Metern in der Ebene. Wird das Gelenk entlastet, klingt der Arthroseschmerz dann rasch wieder ab; typischerweise schmerzt ein Arthrosegelenk in Ruhe oder in der Nacht nicht. Darin liegt auch ein wichtiger und ganz charakteristischer Unterschied zur entzündlichen Gelenkerkrankung, der Arthritis. Um festzustellen, ob Entzündungen vorliegen, werden oft Laboruntersuchungen gemacht. Wenn es bei einer Arthrose dennoch zu Ruhe- oder Nachtschmerz kommt, ist dies ein deutliches Zeichen dafür, dass das Gelenk vorher überlastet wurde; oft besteht dann gleichzeitig eine Schwellung und eine Überwärmung des Gelenks, manchmal auch ein Gelenkerguss.

Die eindeutige Diagnose der Arthrose und die Indikation einer Operation können schließlich nur Fachärztinnen oder Fachärzte sachgerecht stellen. Erforderlich ist neben einer **ausführlichen Anamnese**, bei der Sie alle Symptome beschreiben sollten, eine gründliche **klinische Untersuchung**, bei der die typischen Zeichen des Hüftgelenkverschleißes geprüft werden. Um ausschließen zu können, dass andere Erkrankungen vorliegen, die das Erscheinungsbild der Arthroseerkrankung mimen, ist ohnehin eine breit gefächerte und ausgiebige Diagnostik notwendig. Dabei sind folgende bildgebende Verfahren üblich: Den unverändert höchsten Stellenwert hat die **Röntgenuntersuchung**, mit der zerstörte Gelenke und Zeichen des Knochen-, Knorpelabriebes beurteilt werden können. Die **Kernspintomographie** (MRT, also Magnetresonanztomographie) kann unterstützend zur Beurteilung von Durchblutungsstörungen im Knochengewebe des Hüftkopfes und der Hüftpfanne sowie bei Strukturveränderungen der Hüftkapsel und des Knorpelgewebes herangezogen werden; sie ist nach aktuellem Kenntnisstand frei von Nebenwirkungen. Daneben gibt die **Ultraschalluntersuchung** Antwort auf die Frage nach dem Gelenkerguss und erlaubt die Beurteilung der Weichteilstrukturen, also von Muskulatur, Sehnen, Bändern und Kapsel.

2   Ursache Arthrose

Eine Arthrose ist eine Erkrankung des Gelenkknorpels. Sie bewirkt die Umbildung des knorpelnahen Knochens und verursacht Schmerzen, Schwellungen, Bewegungseinschränkungen und eine Deformierung der Gelenke. Die Arthrose gehört deshalb zu den degenerativen Gelenkerkrankungen. Bei der Arthrose kommt es anfänglich zu einer Verschmälerung und Auffaserung der Knorpelschicht, später zu einem fortschreitenden Knorpelverlust. In späten Stadien einer Arthrose reibt Knochen auf Knochen; daneben bilden sich an den Knochenrändern Knochenausziehungen, später immer gröbere Knochenspangen. Der Knochen reagiert auf den Verlust, indem er gewissermaßen als Abstützung um das kranke Gelenk herumwächst und Ausläufer bildet, die sogenannten Osteophyten; so kommt es zu Deformierungen und

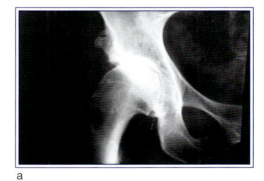

Abb. 6 a-c: Hüftgelenkarthrose – fortgeschrittenes Stadium

a

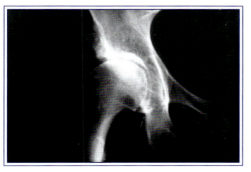

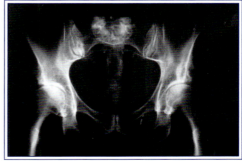

b   c

knotigen Verdickungen der betroffenen Gelenke. Auf den Knorpelschwund folgen in der Regel ein Erguss, eine Gelenkentzündung und Schmerzen. Abgeriebenes Knorpel- und Knochenmaterial verursacht eine Entzündung der umgebenden Gelenkhaut, eine Detritussynovitis; die Gelenke sind immer wieder überwärmt und gerötet und es entsteht ein Gelenkerguss. Das ist die aktivierte Arthrose.

Arthrose hat viele Ursachen. Altersbedingte Abnutzung, aber insbesondere auch Übergewicht und harte körperliche Arbeit können den Gelenkverschleiß beschleunigen. Dann verursacht ein Missverhältnis von Belastung und Belastbarkeit des Knorpels den Untergang von Knorpelgewebe. Eine Fehlbelastung kann auch auf eine angeborene und nur leichte Hüftgelenkfehlstellung zurückgehen, die zu einer ungleichmäßigen Belastung und damit zu einer Arthrose der entsprechenden Gelenke führt. Auch lang zurückliegende Unfälle oder aber Gelenkoperationen, die den Knorpel schädigen, können eine Arthrose verursachen.

In jüngster Zeit wurden auch selten auftretende genetische Ursachen der Arthrose festgestellt; dann führt eine Fehlfunktion eines Gens zu Veränderungen des Knorpelstoffwechsels mit der Folge sehr früher Krankheiten. Zudem haben englische Studien gezeigt, dass Geschwister von Menschen mit schwerer Hüftarthrose drei- bis achtmal häufiger zu Arthrose neigen als andere Menschen.

Insgesamt wächst mit dem Lebensalter das Risiko, eine Arthrose zu bekommen. Nur 4% der 20-jährigen, aber 70% der über 70-jährigen Menschen haben eine Arthrose. Auch sind Frauen häufiger betroffen.

V   Vorbereitung auf die Operation

Zur Vorbereitung auf Ihre Operation müssen Sie mit Ihrem Arzt oder Ihrer Ärztin noch einige Details klären:

1   Eigenblut

Sie werden während der Operation eine überschaubare Menge von Blut verlieren. Voraussichtlich werden Sie keine Blutkonserve benötigen. In speziellen Einzelfällen wird Ihnen jedoch Ihr Hausarzt bzw. Ihre Hausärztin oder das operierende Team empfehlen, ein bis zwei Blutkonserven auf Vorrat bereitzustellen. Am sichersten ist es, wenn Sie Ihr eigenes Blut bereitstellen lassen. Diese Menge Blut können Sie – nach Absprache mit Ihrem Internisten oder Hausarzt – ca. vier Wochen vor dem Termin der Operation selbst spenden und gekühlt aufbewahren lassen. Die für die Sauerstoffsättigung aufbereiteten Konserven sind – je nach eingesetzter Technik – zwischen 35 und 42 Tagen haltbar.

Wenn Sie Ihr Blut selbst spenden können, also aus gesundheitlichen Gründen nichts gegen die Eigenblutspende spricht, tun Sie dies meist in der operierenden Klinik oder beim DRK (Deutschen Roten Kreuz). Dabei wird eine Konserve wöchentlich entnommen. Ihre letzte Eigenblutspende sollte möglichst eine Woche vor dem Eingriff liegen.

Über diese Fragen sollten Sie vor der OP mit dem Narkosearzt bzw. der -ärztin sprechen, der bzw. die auch die Bluttransfusion durchführt.

2   Muskeltraining

Sie haben in den letzten Jahren schmerzbedingt Ihre betroffene Hüfte und das gesamte Bein geschont. Die Muskulatur ist dabei wahrscheinlich deutlich zurückgegangen und kraftlos geworden. Im Vorfeld der Operation sollten Sie, soweit die Schmerzen Ihnen dies erlauben, allerdings die das Hüftgelenk umgebende Muskulatur kräftigen und auch Muskelverkürzungen dehnen. Dabei kann eine physiotherapeutische Behandlung mit Anleitung zu Eigenübungen die postoperative Genesung deutlich verbessern und verkürzen.

3 Gewichtsabnahme

In der langen Phase des Schmerzes und der Unbeweglichkeit haben Sie meist auch etwas an Gewicht gewonnen. Versuchen Sie, einige Pfunde zu reduzieren! Vermeiden Sie aber Gewaltkuren, denn diese schwächen Ihren Organismus. Gewichtsverluste von zwei Kilogramm im Monat vor der Operation helfen Ihnen, danach schneller auf die Beine zu kommen. Sie müssen dann schlicht weniger mit sich herumtragen.

4 Psychische Vorbereitung und Einstellung zur OP

Kein Arzt, keine Ärztin wird Sie zur Operation überreden wollen. Die Implantation eines Kunstgelenkes ist, außer nach einer Schenkelhalsfraktur, kein Notfalleingriff. Sie sollte wohl geplant und abgewogen werden. Zumeist haben Sie zwar auf lange Sicht keine Alternative zur Hüftprothese. Sie müssen jedoch mit der Operation wirklich einverstanden sein und eine positive Einstellung zur Operation, dem Operateur und der Klinik mitbringen. Damit ist bereits der halbe Operationserfolg erzielt!

5 Was muss ich zur stationären Aufnahme mitbringen?

Neben Ihren persönlichen Toilettenartikeln sollten Sie nicht vergessen, folgende Dinge mit in die Klinik zu bringen:

- Bademantel
- Schlafanzug/Nachthemden
- Trainingsanzug
- Badeanzug/Badehose/Badeschuhe
- flaches bequemes Schuhwerk, bestenfalls ohne Verschlüsse (Slipper-Form)
- langen Schuhlöffel

6   Utensilien und Hilfsmittel

Es gibt zahlreiche Hilfsmittel, die Ihnen das Leben nach der Operation erleichtern. Der Ergotherapeut oder die Ergotherapeutin werden Ihnen diese
Hilfsmittel vorstellen, die Sie dann leihweise, kassenärztlich verschrieben
oder gegen Entgelt erwerben können (siehe Anhang).

7   Last, but not least

Wichtig ist das Vertrauen in die behandelnden Ärztinnen und Ärzte. Wenn Sie
zweifeln, sprechen Sie noch einmal darüber.

VI Alternativen zur Operation

Nicht in jedem Fall der Hüftgelenkschmerzen muss sofort operiert werden. Es kann sein, dass eine OP aus gesundheitlichen Gründen nicht durchführbar ist. Dann kann eine aktive Arthrose mithilfe der **konservativen** (eben im Gegensatz zur operativen) **Therapie** in eine ruhende Arthrose überführt werden. Die Arthrose ist dann zwar weiterhin vorhanden, die Schmerzen sind jedoch auf ein erträgliches Mindestmaß reduziert. Meist bewirkt dies nur eine Kombination aus medikamentöser, physikalischer und reflextherapeutischer Dauerbehandlung. Vorhandene Knorpelschäden sind so zumeist allerdings nicht rückgängig zu machen. Im Folgenden können Sie sich einen Überblick über die wichtigsten Behandlungsmethoden verschaffen.

1 Physikalische Therapie

Eine Teilmöglichkeit, Arthrose konservativ zu behandeln, ist die physikalische Therapie. Dazu gehört die Wärme- und Kältetherapie. **Lokal überwärmende Maßnahmen** verbessern die Durchblutung im Gelenk und entspannen die Muskulatur, die so gelockert und der Schmerz reduziert wird. Saunabesuche sind also ebenso wie Fango- und Moorpackungen durchaus empfehlenswert. Die Wärmetherapie sollte nur nach vorheriger Rücksprache mit Ihrem Arzt oder Ihrer Ärztin durchgeführt werden, da sie auch eine bestehende Gelenkentzündung verstärken kann. Alternativ kommt bei Entzündungen die **Kältetherapie** in Betracht. Sie vermindert die Durchblutung und wirkt so deutlich schwellungs-, schmerz- und entzündungslindernd auf das betroffene Gelenk. Neben einer lokalen Anwendung mit Eisbeuteln und Kühlelementen erfolgt die Behandlung analog zur Sauna in sogenannten Kältekammern. Auch diese Therapie sollte nur nach Rücksprache durchgeführt werden.

Jüngste Forschungsergebnisse in den USA und Europa zeigen ausgezeichnete Erfolge in der **Magnetfeldtherapie** am arthrotischen Gelenk. Durch pulsierende Magnetwellen kommt es zur Durchblutungsverbesserung am Gelenkknorpel und in der Gelenkkapsel. Dabei ist sowohl eine verbesserte Beweglichkeit wie auch eine Schmerzlinderung zu beachten.

2 Bewegungstherapie, Physiotherapie

Eine weitere Behandlung der Arthrose ist die Bewegungsbehandlung. Nur durch gezielte und regelmäßige Bewegungsübungen wird der Gelenkknorpel ausreichend mit Nährstoffen versorgt. So kann ein Fortschreiten der Erkrankung vermieden werden. Dagegen beeinflusst übermäßige Beanspruchung des Gelenkes den Krankheitsverlauf auch negativ, weshalb Selbstüberschätzung oder übertriebener Ehrgeiz hier nur schaden. Die Bewegungstherapie sollte von erfahrenen Physiotherapeutinnen und -therapeuten eingeleitet werden. Sanfte **Sportarten** wie Radfahren und Schwimmen können selbstständig durchgeführt werden, ein gelenkschonendes Bewegungsprogramm aus Radfahren, Kraul- und Rückenschwimmen stellen Ihnen eine Ärztin oder ein Arzt oder Physiotherapeutinnen und -therapeuten zusammen. Joggen, Tennis und Squash gehören nicht zu den sanften Sportarten und sind daher nicht geeignet, um einer Arthrose sinnvoll zu begegnen. Grundsätzlich ist Sport zwar besser als kein Sport, doch sollten Maximalbelastungen immer vermieden werden.

3 Diätetik

Da Arthrose durch Übergewicht verstärkt wird, kann eine gesunde Ernährung gegen Arthrose helfen. Wichtig ist es, den quälenden Schmerz auf ein Mindestmaß zu reduzieren. Dazu gehört dann auch eine vernünftige Regulierung des Körpergewichts. Hilfen bieten dazu Ernährungsberaterinnen und -berater und Ärztinnen oder Ärzte, die sich mit ganzheitlichen Behandlungskonzepten beschäftigen. Meist müssen Sie Ihre Ernährung langfristig umstellen, um eine anhaltende Gewichtsminderung zu erzielen.

4 Medikamentöse Therapie

Ein weiterer Teil der Arthrosebehandlung ist die medikamentöse Therapie. Mit Medikamenten kann auf eine grundlegende Problematik der Arthrose reagiert werden.

Der Knorpel verliert im Laufe des Lebens und bei bzw. nach besonderen Belastungssituationen an Elastizität, er wird spröde. Es kommt zum Absterben kleinster Zellen. Der Knorpel verliert seine gelenkschützende Pufferfunktion. Es kommt zu einem Knorpelabrieb.

Der Abrieb des Knorpels wiederum führt zu einer Entzündung der Gelenkinnenhaut und damit zur wiederkehrenden Aktivierung der Arthrose. Eine medikamentöse Therapie sollte folgendermaßen gestaltet sein:

- Symptomatika als schmerzbekämpfende Mittel, z.B. NSAR (nicht steroidale Antirheumatica) oder Korticoide (Kortisonpräparate);

- Substanzen, die nach ihrem Absetzen eine Wirkung für einen längeren Zeitraum erzielen, z.B. SYSADOA (symptomatic slow acting drugs in Osteoarthritis);

- strukturmodifizierende Substanzen, die den Knorpel schützen oder sogar wieder aufbauen können, z.B. DMOAD (disease modifying osteoarthritis drugs wie Glukosaminsulfat oder Hyaluronsäure).

5   Spritzen in das Gelenk

Eine mittlerweile etablierte Therapie ist die Hüftgelenkspritzentherapie. Neben den entzündungshemmenden und reizmindernden bekannten Kortisoninjektionen, die sich nur als Akutbehandlung eignen, gibt es die in das Gelenk injizierbare Knorpelschutz- und Aufbautherapie. Es handelt sich um einen „Flüssigkeitsstoßdämpfer".

Die heute dazu angewandten Hyaluronsäurepräparate sind biochemische Medizinprodukte, die als Flüssigkeitsprothesen der natürlichen Gelenkflüssigkeit sehr ähnlich sind und bei der Arthrose zerstörende Gelenkflüssigkeiten ersetzen.

Diese Präparate dienen zur Schmierung und Stoßdämpfung der geschädigten Gelenke. Hauptziele der Therapie sind: effektive Schmerzlinderung, Wiederherstellung der schmerzhaft eingeschränkten Beweglichkeit, Einsparung zusätzlicher Schmerzmittel, Verbesserung des mechanischen Gelenkschutzes und kurze Behandlungsdauer.

Die Wirkung hält jedoch zumeist nur 6-12 Monate, in Einzelfällen auch länger an. Dabei handelt es sich um eine gute Überbrückungsalternative, bis Sie sich zur Implantation eines Kunstgelenkes entschieden haben, oder um eine – in Kombination mit einer Tablettenkur – gute alternative Behandlung bei Inoperabilität.

6   Knorpelzelltransplantation

Die Transplantation von Knorpelzellen und Knorpelknochen kommt in Betracht, wenn ein begrenzter Knorpelschaden vorliegt. Diese Methode bietet sich eher im Kniegelenk an und ist bei bereits nachweisbar ausgedehnter Arthrose oder bei Rheuma nicht geeignet.

VII Verhalten nach der Operation

Sie kennen nun Ursachen, Diagnostik, Verlauf und Gefahren der Hüft-OP – wie aber verhalten Sie sich danach? Im Folgenden schildern wir Gefahren und Risiken des postoperativen Verhaltens, Möglichkeiten des Trainings und Verlauf der Rehabilitation. Nach der Operation bleiben Sie zumeist 10 Tage lang im Krankenhaus. Das Training beginnt allerdings schon am ersten Tag.

1 Gefahren und Risiken

Nach einer Hüft-OP gibt es in der häuslichen Umgebung und im normalen Tagesablauf einige Gefahren, die Sie vermeiden oder zumindest auf ein Mindestmaß reduzieren können.

Ein erstes Risiko ist die **Luxation**, also das Herausspringen des Hüftkopfes aus der Pfanne. Bei einem implantierten Hüftgelenk kann dies insbesondere durch unkontrollierte Bewegungen und aufgrund schlecht trainierter Muskulatur geschehen. Dabei muss bei verschiedenen OP-Methoden auch auf unterschiedliche Bewegungen geachtet werden.

- Wenn Ihre TEP mit einem „dorsolateralen Zugang" – die OP erfolgte in Seitenlage – eingebaut wurde, Ihre Narbe also über dem Gesäß liegt, kann eine Innendrehung und gleichzeitige Beugung der Hüfte mit nach außen gewinkeltem Unterschenkel eine Luxation verursachen, weil das Gelenk dann in Richtung Narbe „springen" kann.

- Wenn Ihre TEP mit „anterolateralem Zugang" – die OP erfolgte in Rückenlage – eingebaut wurde, Ihre Narbe also seitlich am Oberschenkel von vorne sichtbar ist, kann eine Außendrehung und gleichzeitige Beugung der Hüfte mit nach innen gewinkeltem Unterschenkel (wie im Schneidersitz) eine Luxation verursachen, weil auch hier das Gelenk in Richtung Narbe „springen" kann.

> ➜ **Bitte fragen Sie, welcher Zugang gewählt wurde!**

Ein zweites Risiko ist der **Knochenbruch**. Dabei ist die Stelle, an der der Prothesenstiel implantiert wurde, der Ort der geringeren Widerstandsfähigkeit des Knochens. Deshalb kann Gewalteinwirkung gegen den Oberschenkel hier einen Knochenbruch verursachen.

Kein Risiko, aber eine Verunsicherung bei Patientinnen stellt die **Schwangerschaft** bei bestehender Hüft-TEP dar. Eine Schwangerschaft behindert grundsätzlich keine Prothesenträgerin. Bitte sprechen Sie mit Ihrer Gynäkologin oder Ihrem Gynäkologen über Entbindungsvarianten – insbesondere bezüglich der Abspreizung und Außendrehung bei dem anterolateralen Zugang (siehe oben). In manchen Fällen empfiehlt es sich, einen Kaiserschnitt vorzuziehen. Vereinbaren Sie mit Ihrer Orthopädin bzw. Ihrem Orthopäden eine kontinuierliche Betreuung während der Schwangerschaft.

2   Überblick: Die Zeit der Rehabilitation

Auf Gefahren und Risiken müssen Sie immer achten – nach der Operation aber müssen Sie außerdem lernen, mit Ihrer TEP zu leben. Als ersten Überblick möchten wir Ihnen daher einige zeitliche Anhaltspunkte nennen, die für die Rehabilitation wichtig sind. Allerdings sind Erfahrungen auch hier sehr unterschiedlich, weshalb die besseren Einschätzungen nur Ihr Operateur, Ihr behandelnder Orthopäde oder Ihre behandelnde Orthopädin haben können.

a) Rehabilitation

1.-10. Tag:	Wundheilung, Beginn der Bewegungstherapie in den ersten 24 Std. nach der OP, je nach OP-Methode und Prothesenmodell Beginn der Belastungsphase und Kreislaufstabilisierung.
10.-14. Tag:	Entlassung aus der Klinik und Verlegung in ein stationäres oder ambulantes Rehazentrum

b) Bett/Schlafstellung

nach 1 Woche:	Seitenlage mit Kissen zwischen den Beinen möglich
4-6 Wochen:	Grundsätzliche Schlafstellung: Rückenlage mit Dreieckskissen zwischen den Beinen
6-8 Wochen:	Ein- und Aussteigen aus dem Bett nur über die operierte Seite

c) Geschlechtsverkehr

bis 12. Woche:	Sehr eingeschränkte sexuelle Aktivität, kein Geschlechtsverkehr (Penetration)

Je nach Operationstechnik sind Maximalbewegungen mit starker Innen- und Außendrehung der Gelenke zu vermeiden, besondere Vorsicht ist bei der übersteigerten Hüftbeugung (über 90°) geboten

d) Sitzen

2. Tag:	Üblicherweise Aufsetzen am Bettrand
2.-4. Woche:	Bequemes Sitzen möglich; Beine müssen im rechten Winkel zum Körper stehen, dürfen nicht übereinander geschlagen werden, Kniegelenke sollten nicht höher stehen als die Hüftgelenke

e) Toilette

ab 2.-3. Tag:	Nutzung der Toilette mit Hilfe; sanitäre Einrichtungen in Kliniken sind patientengerecht gestaltet, die Toilettensitze sind erhöht, es sind Griffe an den Wänden, um Setzen und Aufstehen zu erleichtern

f) Baden/Duschen

sofort:	(mit Abdeckung) Duschen, empfehlenswert sind Haltegriffe und Hocker
bis 3. Monat:	Baden in der Badewanne vermeiden, da beim Ein- und Aussteigen hohe Luxationsgefahr besteht

g) Laufen/Gehen

nach OP:	Grundsätzlich nur nach ärztlicher und krankengymnastischer Anleitung
1.-3. Woche:	2-Punkt-Gang je nach Operationstechnik, muskulärer Stabilisierung und Muskel-Sehnen-Spannung. Laufen Sie bitte nicht zu früh mit nur einer Gehhilfe – eine Gehhilfe allein führt meist zu einem unregelmäßigen Gangbild

h) Auto fahren

ab 7. Woche:	Selbst fahren möglich

3   Therapie nach der Operation

Das Ergebnis der Implantation einer Hüftprothese lässt sich durch therapeutische Maßnahmen nach der Operation entscheidend verbessern, wenn früh mit der Behandlung begonnen wird. Zu den konservativen Therapieformen gehören vor allem die Bewegungstherapie und die Schmerzreduktion. Behandlungsziel ist die Verbesserung der **Beweglichkeit des Gelenks,** um die angrenzende Muskulatur und insbesondere die Kapsel gedehnt und geschmeidig zu erhalten. Der **Muskeltonus** ist dabei von entscheidender Bedeutung, da ohne OP und auch nach der OP die Dreh- und Haltekraft des Gelenkes ausschließlich von der umgebenden Muskulatur abhängt.

a) Physiotherapie

Die physiotherapeutische Behandlung ist ein notwendiger Teil der Gesamtbehandlung nach einer OP. Sie dient der Erhaltung und Wiederherstellung gesunder Funktionen durch Techniken der Mobilisation, Stabilisation und Entlastung. Durch aktive und passive Maßnahmen wird das Skelettsystem mit den es umgebenden muskulären und bindegewebigen Strukturen beeinflusst. Diese müssen individuell auf den Patienten bzw. die Patientin abgestimmt werden. In Betracht kommen:

- Körpergefühl- und Wahrnehmungstraining
- Funktionelle Bewegungslehre
- Neurophysiologische Behandlungen als spezielle Physiotherapieformen
- Manuelle Therapie
- Schlingentisch-Therapie (Bewegungstherapie unter Entlastung)
- Gangschulung

b) Ergotherapie

Die Ergotherapie hat die Aufgabe, die Bewegungsabläufe für die Selbstständigkeit im Alltag und die dafür notwendigen motorischen, geistigen und psychischen Voraussetzungen zu entwickeln, wiederherzustellen, zu verbessern und zu erhalten. Das heißt, sie will den Patienten und Patientinnen ermöglichen, unabhängig von fremder Hilfe zu werden. Dabei werden sowohl die Gegebenheiten der häuslichen Umgebung als auch die sozialen, beruflichen und psychischen Anforderungen, die an den Patienten bzw. die Patientin gestellt werden, berücksichtigt.

Grundsätzlich ist ein Training zur Selbstständigkeit notwendig, wenn ein Mensch aus Krankheits- und/oder Behinderungsgründen fremde Hilfe in Anspruch nehmen muss.

Als Hüftpatient oder -patientin waren Sie vorher und sind auch nach der Operation noch durch Schmerzen und Bewegungseinschränkungen in der selbstständigen Bewältigung von Alltagsverrichtungen eingeschränkt. Nun müssen Sie vor allem lernen, einzelne Bewegungen zu vermeiden, um die frisch implantierte neue Hüfte nicht zu gefährden. Bisher selbstverständlich ausgeführte Bewegungen und Handlungen müssen bewusst gemacht und ausgeschaltet werden, um ein neues Bewegungsverhalten einzuüben.

Dieser nicht ganz einfache Vorgang der Verhaltensänderung ist ein Lernprozess, der Wissen, Verstehen und die Veränderung der Einstellung voraussetzt und über Ausprobieren und wiederholtes Durchführen in den eigenen Lebensstil aufgenommen wird.

In Einzel- oder Gruppentherapie lernen Sie konkret, welche Bewegungen Sie wann vermeiden müssen, wie Sie sich in den entsprechenden Alltagssituationen verhalten sollen, mit welchen Hilfsmitteln oder Tricks Sie die einzelnen Tätigkeiten bewältigen können. Schon im Krankenhausalltag werden Sie die neuen Verhaltensmuster lernen und üben, die notwendigen Hilfsmittel benutzen und damit ihren Gebrauch einüben.

c) Physikalische Therapie

Neben der Physiotherapie steht die physikalische Therapie. Zu ihr gehören:

- klassische Massagen
- Bindegewebsmassagen
- Lymphdrainage als Entstauungstherapie
- Thermotherapie, also gezielte thermotherapeutische Anwendungen der Wärmetherapie, z.B. heiße Rolle, oder gezielte Kryotherapie, also Kältetherapie, sowie Fango- und Heißluftanwendungen
- Elektro- und Lasertherapie, Ultraschall

d) Wassertherapie

Die Behandlung nach der OP lässt sich auch mit Formen der Wassertherapie sinnvoll gestalten. Dazu gehören:

- Bewegungsbad (Gruppen- und Einzelbehandlung)
- medizinische Bäder

e) Reflextherapien

Ein weiterer wichtiger Bestandteil der postoperativen Behandlung sind die Reflextherapien, die auch als alternative Therapien bezeichnet werden. Zu ihnen gehören:

- die Akupunktur
- die Fußreflexzonen-Therapie
- die Magnetfeldtherapie

f) Medikamente

Natürlich spielen auch Medikamente in der Behandlung nach der OP eine Rolle. Sie sind insbesondere für die Schmerzbehandlung in den ersten drei Wochen notwendig. Dann können sie oft durch die Akupunktur als eine Form der Reflextherapie ersetzt werden, um auch nachteilige Nebenwirkungen zu vermeiden. Sprechen Sie mit Ihrer Ärztin oder Ihrem Arzt darüber, denn es gibt fast immer Alternativen oder Lösungen.

VIII Selbstständigkeit im Alltag

1 Einleitung

Der Entscheidung, sich ein neues Hüftgelenk einsetzen zu lassen, geht fast immer eine längere Zeit von Schmerzen und meist schwerwiegenden Bewegungseinschränkungen voraus. Leider ist diese Zeit mit der Operation nicht abgeschlossen, aber die Voraussetzungen haben sich geändert. Im Normalfall sind die nach der OP auftretenden Schmerzen schlicht und einfach als Muskelkater zu bezeichnen. Das heißt, der Körper reagiert auf die ungewohnten „normalen" Bewegungsabläufe wie sonst auch auf eine außergewöhnliche Anstrengung. Andererseits werden immer noch viele Alltagsaktivitäten durch Muskelschwäche, eine eingeschränkte Stabilität und die Limitierung bzw. das Verbot bestimmter Bewegungen stark eingeschränkt.

Trotzdem ist es möglich, dass Sie schon bald nach der Operation wieder sehr selbstständig und unabhängig von fremder Hilfe sind. Selbstständigkeit bedeutet aber vor allem eine Änderung im eigenen Verhalten. Bisher gewohnte Bewegungsabläufe bei alltäglichen Handlungen müssen Sie verändern. Das heißt zu lernen, sich sehr bewusst zu bewegen. Also: **Erst denken, dann handeln!** Und das bei jeder Tätigkeit, jedem Teilschritt, z.B. beim Anziehen, sofort nach der Operation und für die nächsten 4-6 Monate.

Darüber hinaus helfen Ihnen viele kleine Tricks, Tipps und Hilfsmittel, die wir Ihnen im Folgenden beschreiben. Sie machen Ihnen viele Aktivitäten möglich und schützen das neue Gelenk vor allem vor dem Ausrenken (der Luxation). In der Regel benötigen Sie Hilfsmittel in den ersten 3 Monaten nach der Operation.

2 Grundregeln für alle Bewegungs- und Handlungsabläufe

Die angewendete Operationstechnik bestimmt das erlaubte Verhalten danach. Der operierende Arzt bzw. die Ärztin legt fest, ab wann und wie viel Sie das operierte Bein belasten dürfen und welche Bewegungen zuerst einmal verboten sind.

Alle im Folgenden angegebenen Zeiträume sind deshalb immer nur Normzeiten, die im Zweifelsfall individuell mit dem Operateur bzw. behandelnden Arzt oder Ärztin und den Physiotherapeutinnen bzw. Physiotherapeuten besprochen und angepasst werden müssen. Wann was erlaubt bzw. wie lange was verboten ist, kann deshalb immer wieder von Patient zu Patient verschieden sein.

Direkt nach der Operation werden Ihnen verschiedene Bewegungen erst einmal verboten sein (siehe unten). Je nach Prothesentyp dürfen Sie schon von Anfang an voll belasten, ansonsten aber immer teilweise belasten. Und bei allen Bewegungen sollten Sie immer auf das muskuläre Spannungsgefühl achten.

Diese Bewegungen sind nicht erlaubt:

■ Bewegungen des Beines zur Körpermitte hin und vor allem über die Körpermittellinie/Körperlängsachse herüber (Adduktion),

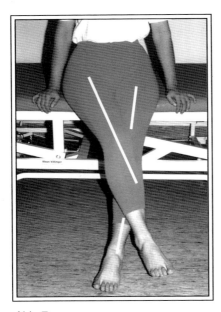 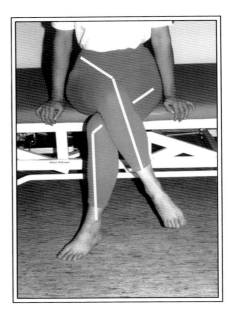

Abb. 7　　　　　　　　　　　　Abb. 8

- die Innendrehung des Beines (Innenrotation) (siehe Abb. 9) bzw. die Außendrehung (Außenrotation) (siehe Abb. 10 und 11), je nach Operationstechnik (s. S. 27, Kap. VII/1),

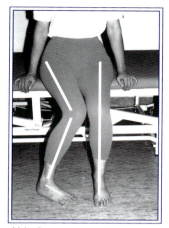
Abb. 9

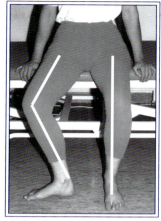
Abb. 10

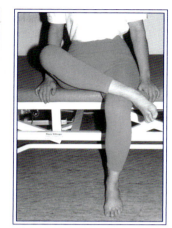
Abb. 11

- die Beugung im Hüftgelenk (Flexion) kleiner als 90°.

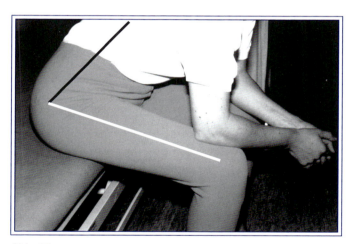
Abb. 12

→ Achten Sie bei allen Bewegungen auf eine spannungsfreie Muskulatur. Bei Auftreten von Spannungsgefühlen/-schmerzen begrenzen Sie den Bewegungsumfang.

Bewegungsbeispiele

Neigen Sie den Oberkörper **nicht** weit nach vorne zu den Knien und Füßen.	= Beugung von mehr als 90°
Schlagen Sie die Beine **nicht** übereinander bzw. kreuzen sie übereinander.	= Bewegung des Beines hin zur Körpermitte (Adduktion)
Strecken Sie das Bein **nicht** weit nach hinten bei aufrechtem Oberkörper.	→ Überstreckung (Hyperextension) im Hüftgelenk
Drehen Sie die Füße im Sitzen und Stehen **nicht** nach innen bzw. außen, lassen Sie die Knie **nicht** nach innen oder außen kippen.	→ Drehung im Hüftgelenk
Drehen Sie Rumpf und Becken **nicht** gegen die Beine, z.B. um an Gegenstände seitlich hinter dem Körper heranzureichen: Drehung hin zur operierten Seite = Innenrotation, Drehung hin zur nicht operierten Seite = Außenrotation.	→ Drehung im Hüftgelenk
Legen Sie den Fuß des operierten Beines **nicht** wie beim Schneidersitz auf den anderen Oberschenkel, z.B. zum Anziehen der Strümpfe.	→ Außendrehung

Bewegen Sie das operierte Bein immer von der Körpermitte weg zu einem anderen Ort hin.	→ Vermeidung der Adduktion
Setzen Sie im Sitzen die Füße in senkrechter Linie unter die Knie.	→ Vermeidung der Innendrehung
Beginnen Sie Drehungen im Raum immer durch kleine Schritte mit den Füßen in die entsprechende Richtung und bewegen Sie den ganzen Körper dabei mit.	→ Vermeidung der Drehung im Hüftgelenk

Im folgenden Text werden viele Hilfsmittel vorgeschlagen. Sie sollten gemeinsam mit der Ergotherapeutin oder dem Ergotherapeuten ausgesucht und Ihren persönlichen Bedürfnissen, Bewegungsmöglichkeiten bzw. Bewegungseinschränkungen, Ihrer Körpergröße und Ihren Proportionen angepasst werden. Die Abbildungen zeigen in der Darstellung der Bewegungen bzw. Gefahren meist die Innendrehung.

3   Alltagsbewältigung

a) Liegen/Schlafen im Bett

In den ersten Wochen nach der Operation sollten Sie eher auf dem Rücken liegen. Das operierte Bein wird in den ersten Tagen im Bett in einer Schiene gelagert, danach müssen Sie für weitere 4-6 Wochen ein großes, festes Kissen, wahlweise einen Schaumstoffkeil, eine zusammengelegte Decke oder Ähnliches, jedoch kein Federkissen, zwischen die Beine in Höhe der Knie legen. Damit soll die Beinbewegung hin zur Körpermitte (Adduktion) verhindert werden.

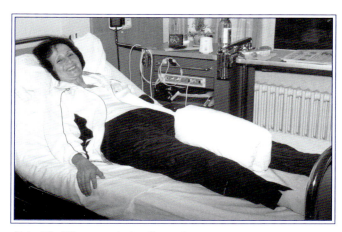

Abb. 13: 4 Tage nach der Operation

Nach ca. 1 Woche ist es auch möglich, sich zum Schlafen auf die gesunde Seite zu legen. Die operierte Seite ist dann meist noch zu empfindlich im Wund-/Narbenbereich. Auf der gesunden Seite können Sie natürlich problemlos liegen, müssen aber das operierte Bein in dieser Lage durch ein

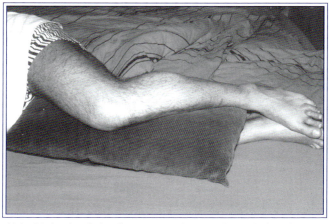

Abb. 14: In der Seitenlage muss das operierte Bein z.B. mit einem dicken Kissen unterlagert werden

Kissen etc. unterlagern, damit es nicht in die Adduktion und Innendrehung abrutscht.

In der Seitenlage ist es wichtig, darauf zu achten, dass das Kissen zwischen den Beinen nicht wegrutschen kann. Wenn Sie eher unruhig schlafen und Ihre Lage im Bett nicht gut kontrollieren können, dann binden Sie das Kissen an dem operierten Bein mit einem breiteren Band, einer Binde etc. fest.

Deponieren Sie auch die wenigen Gegenstände, die Sie während Ihres Krankenhausaufenthaltes täglich benutzen, z.B. die Gehstützen, das Telefon, ein Buch zum Lesen, das Portemonnaie, den Kamm oder das Taschentuch, in direkter Reichweite möglichst seitlich oder direkt vor Ihnen.

! Denn: Eine Rumpf- und Beckendrehung gegen das operierte Bein ist im Liegen verboten, es kommt dabei besonders leicht bzw. schnell zur Drehung im Hüftgelenk mit erhöhter Luxationsgefahr.

→ Also: Der Nachttisch sollte am besten auf der nicht operierten Seite eher zum Fußende des Bettes hin/auf Höhe des Armes, der Taille stehen, damit Sie das Telefon oder die Schublade problemlos erreichen können. Die Gehstützen, z.B. in einer Halterung am Nachttisch befestigt, müssen Sie dann vor dem Aufrichten und Aussteigen zur richtigen Seite rüber nehmen.

---

im Bett liegen/schlafen	
Achtung!	→ Gefahr der Adduktion und Innendrehung
richtiges Verhalten:	→ vorwiegend Rückenlage bis zu 6 Wochen
	→ wenn Seitenlage, zuerst einmal nur auf der gesunden Seite
	→ keine Rumpf-, Beckendrehung gegen das operierte Bein
Hilfsmittel:	→ Schiene für das Bein
	→ Kissen/Decke zwischen den Beinen in Rücken- und Seitenlage

b) Sexuelle Betätigung

Machen Sie es vorsichtig wie die Igel! Aber bitte erst 6 Wochen nach der Operation.

Das alleine reicht dann aber noch nicht aus. Beachten Sie deshalb einige wichtige Kriterien zum Schutze Ihres neuen Hüftgelenkes.

Grundsätzlich gelten 3 Regeln:

☺ Nutzen Sie Unterstützungsmöglichkeiten durch die Matratze im Liegen, durch eine Wand, einen Schrank oder Tisch im Stand.
☺ Legen Sie in der Seitenlage z.B. eine gefaltete Decke zwischen die Knie.
☺ Und wie gesagt: Nur vorsichtige Bewegungen machen.

Für Frauen und Männer wirken unterschiedliche Positionen unterstützend, die wir Ihnen in den folgenden Zeichnungen veranschaulichen möchten:

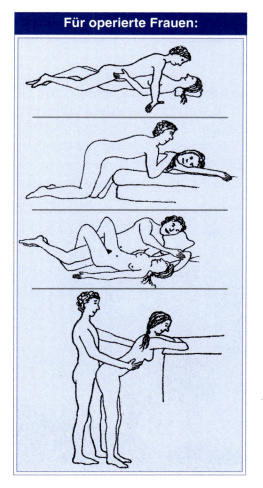

Für operierte Frauen:

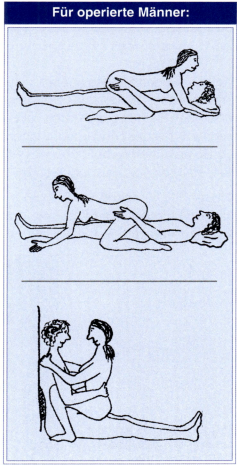

Für operierte Männer:

c) Aufstehen aus dem Bett, Einsteigen in das Bett

Wollen Sie aus dem Bett aussteigen, setzen Sie sich zuerst im Bett halb auf, anfangs mithilfe des Bettgalgens. Gleichzeitig müssen Ihr Becken/Po und die Beine eine Drehung zur Seite des operierten Beines hin beginnen, bis Sie auf der Bettkante sitzen und die Beine aus dem Bett hängen bzw. Ihre Füße auf dem Boden stehen.

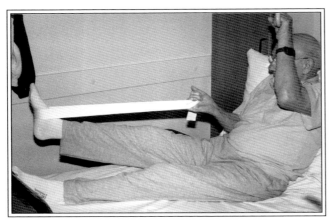

Abb. 15: Vorbereitungen zum Aufstehen aus dem Bett

Dabei bewegen Sie das operierte Bein peu à peu von der Körpermitte weg hin zum Bettrand, das gesunde Bein folgt nach. Sie können diese Bewegung auch mit beiden Beinen gleichzeitig vollziehen. Legen Sie aber das operierte Bein nicht auf das gesunde und transportieren es auf diese Weise zum Bettrand. Die Beine dürfen nicht überkreuzt werden. Vielmehr heben Sie das betroffene Bein etappenweise an, legen es zur Seite und ziehen das gesunde Bein nach.

Können Sie Ihr operiertes Bein noch nicht alleine anheben, legen Sie z.B. ein langes Handtuch oder ein Band um den Fuß, um damit das Bein zu heben und zur Seite zu bewegen.

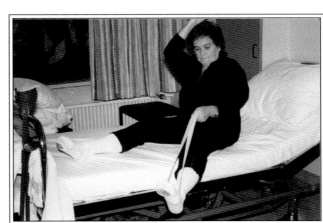

Abb. 16: Aufstehen aus dem Bett mithilfe eines Bandes zum „Transport" des Beines

Die Betthöhe sollte mindestens einer normalen Stuhlhöhe entsprechen, also ca. 45-50 cm hoch sein, damit nicht zu viel Hüftgelenkbeugung entsteht. Beim Aufstehen von der Bettkante stützen Sie sich immer mit beiden Händen/Armen rechts und links hoch. Das eigene Bett zu Hause ist meist niedriger als die Betten in der Klinik. Wenn Sie auch nach dem Aufenthalt in einer Rehabilitationsklinik (ca. 6-8 Wochen nach der Operation) noch Schwierigkeiten beim Aufstehen durch eine zu geringe Hüftgelenkbeugung haben, können Sie Ihr eigenes Bett mit Holzklötzen erhöhen.

Ihr eigenes Bett zu Hause steht meist auch nicht frei im Raum, sodass Sie die Ein- bzw. Ausstiegsseite nicht mehr frei wählen können. Nach dem Ende der klinischen Rehabilitationszeit können Sie aber von jeder Seite aus ins Bett gehen, vorausgesetzt, Sie beachten dabei weiterhin, das betroffene Bein nicht über die Körpermitte hinaus zu bewegen.

Aufstehen aus dem Bett/Einsteigen in das Bett	
Achtung!	→ Gefahr der Adduktion, Drehung und zu großen Beugung
richtiges Verhalten:	→ Beine nicht überkreuzen
	→ zur operierten Seite hin aus dem Bett steigen
	→ Einsteigen ins Bett in umgekehrter Reihenfolge
Hinweise und Tipps:	→ langes Handtuch oder Band zur Unterstützung der Beinhebung benutzen
	→ Betthöhe = mindestens Stuhlhöhe
	→ Holzklötze zur Betterhöhung
zeitlicher Ablauf:	→ Ausstiegsseite bis längstens zum Ende der klinischen Rehabilitation beachten

d) Sitzen auf der Bettkante, auf dem Stuhl, auf der Toilette

In der Regel dürfen Sie von Anfang an, also schon direkt nach der Operation, sitzen. Die Beugung im Hüftgelenk bzw. der Winkel zwischen dem Oberkörper und dem Oberschenkel soll aber 90° (= ein rechter Winkel) nicht unterschreiten, eher darüber liegen. D.h., die Sitzgelegenheit darf nicht zu niedrig sein, der Oberkörper darf nicht nach vorne auf die Oberschenkel gebeugt werden. Deshalb ist das Bett im Krankenhaus immer höher eingestellt, das häusliche Bett muss ggfls. mit Holzklötzen (siehe vorhergehenden Abschnitt), die Toilette evtl. mithilfe eines Toilettenaufsatzes erhöht werden.

Stützen Sie sich beim Aufstehen und Hinsetzen mit beiden Armen/Händen am Bett, an den Armlehnen, an einem Tisch etc. auf. Sind keine Abstützmöglichkeiten in erreichbarer Nähe vorhanden, z.B. im Bad, ist Ihre Toilette besonders niedrig, oder reichen Ihre Beugefähigkeiten und Ihre Muskelkraft (noch) nicht aus, lassen Sie sich Haltegriffe in guter Erreichbarkeit montieren.

Achten Sie im Sitzen darauf, dass die Beine leicht/in Hüftbreite auseinander stehen, es sollten zwischen den Knien bzw. Füßen knapp 2 Handbreiten dazwischen passen. Die Füße müssen sich genau unterhalb der Knie befinden (andernfalls Gefahr der Innendrehung). Die Beine dürfen nicht übereinander geschlagen werden, weder das betroffene über das gesunde Bein noch umgekehrt.

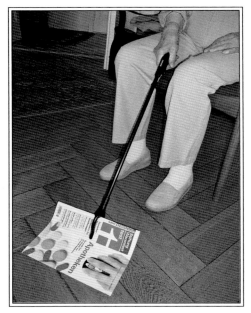

Abb. 17: Wenn noch nicht so viel Beugung im Hüftgelenk erlaubt ist ...

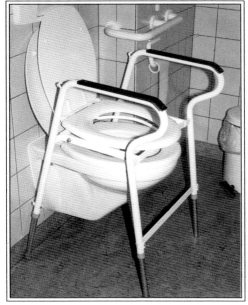

Abb. 18: Toilettensitzerhöhung

Treten beim Sitzen erhöhte Spannungsgefühle/-schmerzen in der Muskulatur auf, verändern (vergrößern) Sie den Winkel zwischen Rumpf und den Beinen, indem Sie

- auf der Sitzfläche etwas nach vorne rutschen und die Beine nach vorne ausstrecken. Stützen Sie Ihren Rücken dabei durch ein Kissen ab.
- den Sitz z.B. durch ein Kissen/eine zusammengelegte Decke erhöhen.

Eine Rumpf- und Beckendrehung gegen die operierte Seite, um z.B. ein Buch oder ein Trinkglas zu erreichen, ist verboten, es besteht die Gefahr der Ausrenkung (Luxation) durch die Drehbewegung.

Hier zwei Beispiele für die Vermeidung der Drehung des Rumpfes gegen das Becken:

Ein Nachttisch am Bett sollte auf der Höhe der Schultern bzw. des Brustkorbes stehen, damit Sie alle notwendigen Gegenstände wie z.B. das Telefon nur durch die Seitbewegung des Armes ohne Rumpfdrehung erreichen können.

Das Toilettenpapier ist häufig seitlich hinter der Toilette/der sitzenden Person angebracht und nicht davor. Das hat eine Rumpfdrehung zur Folge, wenn man das nötige Papier abreißen will. Deshalb: Bevor Sie sich auf die Toilette setzen, nehmen Sie die ganze Rolle oder ausreichend Papier ab und legen es griffbereit vor sich.

In besonderen Fällen, z.B. bei verstärkter Luxationsgefahr oder bei besonders eingeschränkter Beugung, muss ein sogenanntes Arthrodesenkissen (Abschrägung auf einer Seite des Kissens für das operierte Bein) oder ein Keilkissen (40 x 40 cm, ca. 8 cm hoch, aus festem Verbund-Schaumstoff) verwendet werden.

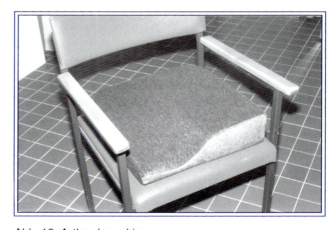

Abb. 19: Arthrodesenkissen

Die richtige Sitzhöhe ist immer abhängig von der jeweiligen Körpergröße, der Beinlänge und dem möglichen Bewegungsausmaß v.a. in den Hüftgelenken und damit für die verschiedenen Menschen oft unterschiedlich. Idealerweise ist ein Sitz (Stuhl/Hocker, Sofa/Sessel, Toilette, Bett usw.) so hoch/niedrig, dass die Füße auf dem Boden aufstehen und dabei Knie- und Hüftgelenke im rechten Winkel (90°) stehen. **Beine sollen beim Sitzen niemals baumeln!**

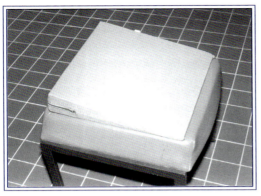

Abb. 20: Keilkissen

Kleine Menschen bzw. Menschen mit kurzen Beinen brauchen eine eher niedrigere Sitzhöhe, große bzw. langbeinige Menschen eine eher höhere. Es gibt diverse Möglichkeiten, um die Sitzhöhe den vorhandenen Sitzgelegenheiten bzw. das eigene Verhalten den momentanen Gegebenheiten anzupassen, ohne z. B. ein neues Möbelstück kaufen zu müssen:

- Klötze mit runden oder eckigen Einlassungen zur Verlängerung der Stuhlbeine
- Sitzkissen, Keilkissen
- Toilettenaufsatz
- Eher auf dem vorderen Teil des Stuhls/Sessels, der Toilette sitzen und das Bein/die Beine nach vorne ausstrecken.

Sitzen	
Achtung!	→ Gefahr zu starker Beugung, der Innenrotation (abhängig vom operativen Zugang), der Adduktion
richtiges Verhalten:	→ beidseitiges Abstützen beim Aufstehen und Hinsetzen
	→ Beine nicht übereinander schlagen
	→ Beine hüftbreit auseinander stellen
	→ Füße stehen direkt unterhalb der Knie
Hilfsmittel:	→ Haltegriffe
	→ Holzklötze zur Betterhöhung
	→ Arthrodesenkissen oder Keilkissen
	→ Toilettensitzerhöhung
Zeitablauf:	→ auf 90°/rechten Winkel eingeschränkte Beugung für 10-12 Wochen
	→ bis zu 3 Monaten Drehung und das Kreuzen der Beine vermeiden

e) Bücken

Bücken zu den Füßen bzw. zum Boden, um z. B. einen heruntergefallenen Gegenstand aufzuheben, dürfen Sie sich in den ersten Monaten noch nicht. Und meist können Sie es auch nicht wegen der noch sehr eingeschränkten Beugung.

Trotzdem – auch hier gibt es Möglichkeiten! Stützen Sie sich im Stehen mit einer Hand an einem Möbelstück oder mithilfe der Gehstütze ab, strecken das operierte Bein nach hinten weg und beugen sich über das gesunde Bein nach unten.

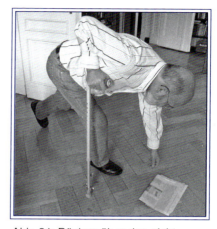

Abb. 21: Bücken über das nicht operierte Bein

Dabei achten Sie besonders darauf, dass das Bein nicht nach innen oder außen dreht, z.B. über die leicht auf den Boden aufgesetzten Zehenspitzen.

Sollte Ihnen die Beugung über die nicht operierte/„gesunde" Seite nicht möglich sein (aus Altersgründen, wegen weiterer Behinderungen etc.), könnten Sie z.B. eine Greifzange verwenden. Aber auch mit den Gehstützen können Sie sich beim Aufheben von heruntergefallenen Gegenständen behelfen.

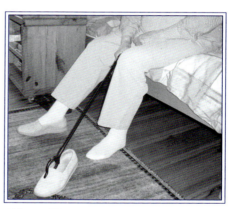

Abb. 22: Wenn man sich nicht mehr bücken kann ...

Bücken	
Achtung!	→ Gefahr zu großer Beugung und Rotation
richtiges Verhalten:	→ beim Bücken mit 1 Hand fest halten
	→ das operierte Bein nach hinten hängen lassen
	→ über das gesunde Hüftgelenk bücken
	→ Bein nicht über aufgesetzte Zehen drehen
Hilfsmittel:	→ Greifzange, Gehstützen

f) Tragen

Solange Sie mit Gehstützen laufen, verwenden Sie am besten eine Tasche/ einen Beutel mit langem Henkel/Band, die/den Sie schräg über die Schulter/ den Oberkörper hängen können, oder – noch besser – einen Rucksack. Später, wenn Sie ohne Gehstützen laufen können, verteilen Sie Einkäufe am besten auf beide Seiten, also in 2 Taschen jeweils auf der rechten und linken Seite oder benutzen auch wieder einen Rucksack.

Das Aufnehmen, Transportieren und Absetzen von Lasten, wie z.B. einer Getränkekiste, sollte mit beiden Armen/Händen geschehen: Gehen Sie dazu in die Knie, halten Sie den Rumpf möglichst aufrecht und beugen die Hüftgelenke nur so viel, wie unbedingt nötig ist. Tragen Sie jede Last mit angewinkelten Armen direkt am Körper/vor dem Bauch. Diese Methode ist zudem sehr rückenfreundlich.

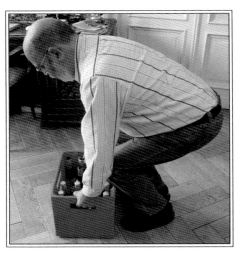

Abb. 23: Korrektes Aufnehmen ...

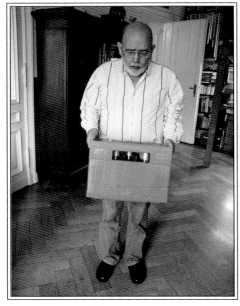

Abb. 24: ... und Tragen von Lasten

g) Körperpflege

Baden ist in den ersten 3 Monaten nach der Operation verboten, da das Sitzen in der Badewanne eine Flexion über 90° erfordert.

Duschen können Sie in der Badewanne oder in einer Duschtasse. Aber nicht die rutschfeste Matte auf dem Boden der Wanne oder Dusche vergessen!

In die Dusche können Sie in der Regel problemlos alleine einsteigen und benötigen keine Hilfsmittel, evtl. aber kann Ihnen ein Haltegriff an der Wand in der Dusche, z.B. bei unsicherem freien Stand, helfen.

Das Einsteigen in die Badewanne (und in umgekehrter Reihenfolge das Aussteigen) geht wie folgt:

➜ Stützen Sie sich mit beiden Armen/Händen auf dem Badewannenrand ab. Sie stehen dabei mit dem operierten Bein direkt an der Wanne.

➜ Strecken/bewegen Sie das operierte Bein nach hinten oben und schwenken es vom Körper weg über den Wannenrand in die Wanne hinein. Das andere Bein setzen Sie nach und richten sich zum Stand auf.

Auch hier kann Ihnen ein Haltegriff über der Badewanne nützen.

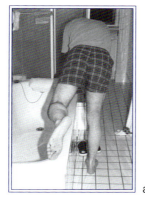
a

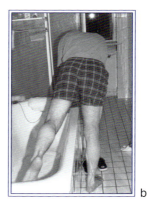
b

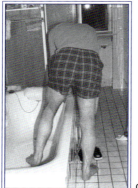
c

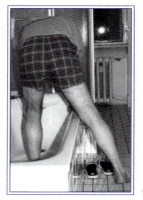
d

Abb. 25 a-d: Einsteigen in die Badewanne ...
... und Aussteigen in umgekehrter Reihenfolge

Zum Waschen des betroffenen Beines, speziell des Fußes, setzen Sie sich am besten hin. Balancieren Sie nicht unbedingt auf einem Bein, Artisten sind nicht gefragt – Sturzgefahr!

Sitzen können Sie

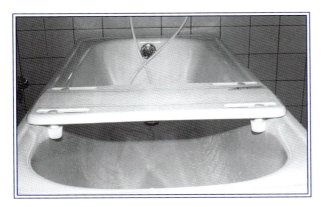

Abb. 26

→ auf dem Badewannenrand (ein zusammengelegtes Handtuch kann den Sitz etwas verbreitern und bequemer machen),

→ auf einem Badewannenbrett quer über die Wanne, mit den Füßen in der Wanne,

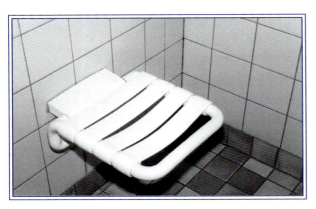

Abb. 27

→ auf einem Duschhocker oder Wandklappsitz in der Dusche,

→ auf einem entsprechenden Hocker vor dem Waschbecken oder

→ auf dem Toilettendeckel.

Die Sitzgelegenheiten im Bad (Toilette, Wannenrand, Duschhocker) sind häufig eher zu niedrig für Sie (→ siehe Angaben zur richtigen Sitzhöhe in Abschnitt d) und entsprechen nicht unbedingt Ihrer Körpergröße bzw. Ihrem momentanen Bewegungsumfang. Damit kommt es schnell zu einer zu großen Beugung im Hüftgelenk. Sie können das ausgleichen, indem Sie z. B. auf dem zu niedrigen Hocker/der Toilette etwas nach vorne rutschen und das operierte Bein nach vorne ausstrecken und damit die Beugung im Hüftgelenk vermindern. Benutzen Sie beim Duschen in der Wanne ein Badewannenbrett, ist das Ausstrecken des Beines nach vorne immer erforderlich, da eine Badewanne für gefahrenfreies Sitzen nicht tief genug ist.

> → Achten Sie bei allen Verrichtungen am Fuß des betroffenen Beines darauf, dass Sie das Bein im Hüftgelenk eher nach außen drehen und vom Körper weg zur Seite bewegen. Das Knie darf nicht nach innen kippen!

Sie benötigen zum Waschen der Füße in der Regel ein Hilfsmittel, z.B. eine lange Waschbürste, einen Heizungs-Reinigungsschwamm am Stiel, eine Malerrolle mit Flauschaufsatz oder ein langes Handtuch. Die Stiele dieser „Hilfsmittel" sollten bei einer durchschnittlichen Körpergröße von 1,70 m im Mittelmaß 60 cm lang sein. Die Malerrolle ist inzwischen nur noch bis ca. 45 cm Stiellänge erhältlich, also nur noch für eher kleine Menschen nutzbar.

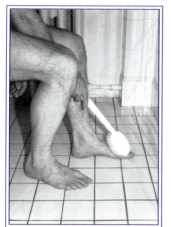

Abb. 28: Die lange bzw. Rückenwaschbürste

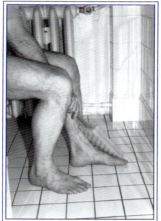

Abb. 29: Auch mit einem Heizungsreinigungsschwamm kann man sich die Füße waschen

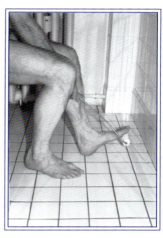

Abb. 30: Die Malerrolle zum Füße waschen

Achtung! Die mit einer Hand zu benutzenden Hilfsmittel müssen Sie unbedingt zwischen den Beinen (bei entsprechendem Operationszugang), also von innen an den Fuß heranführen, nicht von der Außenseite des Beines her – Gefahr der Innenrotation! Das Handtuch macht da eine Ausnahme, da es mit beiden Händen rechts und links vom Bein geführt wird.

<u>Abtrocknen</u> können Sie den Fuß ebenfalls mit einem langen Handtuch, oder Sie benutzen stattdessen einen Haarföhn. **Achtung!** Diabetiker haben oft eine gestörte Sensibilität und spüren dann nicht, ob der Föhn zu heiß ist.

Um die Feuchtigkeit zwischen den Zehen zu trocknen, kann man ebenfalls einen Föhn benutzen oder den langen Schuhanzieher, um den man ein längeres, aber nicht so dickes Handtuch (z.B. ein Geschirrtuch) legt und damit

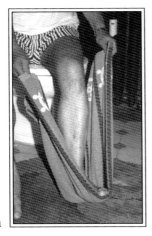 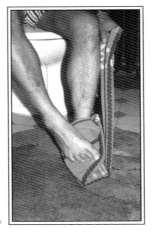 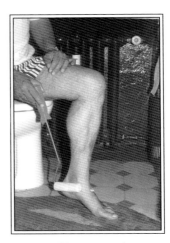

Abb. 31 a-b: Abtrocknen der Füße mithilfe eines Handtuchs

Abb. 32: Eincremen der Füße mit der Malerrolle

zwischen die einzelnen Zehen geht. Auf die gleiche Art und Weise können Sie auch die Zehenzwischenräume waschen.

Zum Eincremen von Unterschenkel und Fuß hat sich ebenfalls die Maler-Lackierrolle, jetzt mit dem Schaumstoffaufsatz, bewährt. Aber auch bei dieser Tätigkeit müssen Sie auf die Beindrehung achten und das Hilfsgerät zwischen den Beinen (bzw. bei entsprechendem Operationszugang von außen) zum Fuß führen.

Die Fußpflege sollte nicht im Sitzen mit hochgestelltem Bein erfolgen – der entstehende Hebel durch den Oberkörper in Kombination mit leichtesten Verdrehungen des Beines wirkt sehr stark luxationsgefährdend.

Auch auf das Haarewaschen müssen Sie nicht verzichten. Am besten geht das unter der Dusche, aber eben erst nach dem Fädenziehen. Oder Sie sitzen rückwärts am Waschbecken und legen den Kopf nach hinten, wie auch beim Friseur. Dabei ist dann aber eine weitere Person nötig, die die Haare wäscht.

Körperpflege

Achtung!	→ Gefahr der Hüftgelenkdrehung
richtiges Verhalten	→ Waschen, Abtrocknen und Eincremen im Sitzen
	→ Einsteigen in die Badewanne durch Abstützen nach vorne und Schwenken des Beines nach hinten oben und über den Wannenrand
	→ nur zwischen den Beinen hindurch an den Fuß heranreichen bzw. von außen, je nach OP-Zugang
	→ Haare waschen unter der Dusche oder rückwärts am Waschbecken sitzend
	→ keine Fußpflege mit hochgestelltem Bein
Hilfsmittel:	→ Haltegriffe
	→ Badewannenbrett
	→ Duschhocker
	→ Wandklappsitz
	→ lange Waschbürste
	→ Malerrolle mit Flausch- und Schaumstoffaufsatz (nur noch bis ca. 45 cm Länge erhältlich)
	→ Heizungsreinigungsbürste
	→ langes Handtuch
	→ Haarföhn

h) An- und Auskleiden

Legen Sie alle Kleidungsstücke als Vorbereitung zum Anziehen in guter Reichweite vor dem Körper bereit. Damit vermeiden Sie eine Rumpf- und Beckendrehung gegen das operierte Bein während des Anziehens.

Ziehen Sie sich am besten im Sitzen an und aus, um das Balancieren auf einem Bein zu vermeiden.

Zum Anziehen normaler Strümpfe wie Socken, Kniestrümpfe, Strumpfhosen (keine Stütz- bzw. Kompressionsstrümpfe) benötigen Sie einen Strumpfanzieher. Die verschiedenen im Handel erhältlichen Modelle sollten Sie zuerst unter Anleitung einer Ergotherapeutin ausprobieren, nicht jedes Gerät ist für jeden Menschen geeignet.

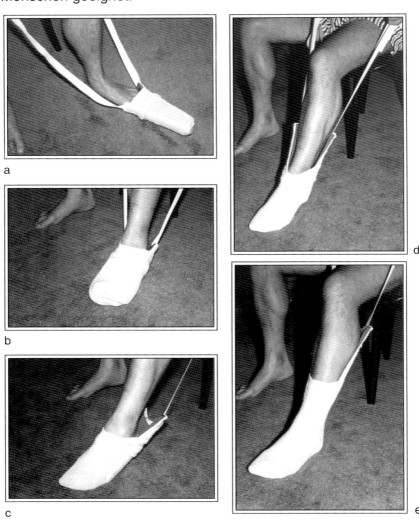

Abb. 33 a-e: Der Strumpfanzieher im Einsatz (siehe auch Anhang S. 70 f. „Anleitung zur Benutzung eines Strumpfanziehers")

Zum Ausziehen eignet sich am besten ein langer Schuhanzieher, mit dem Sie zuerst den Strumpf am Bein herunterschieben, um ihn dann direkt über die Ferse abzustreifen.

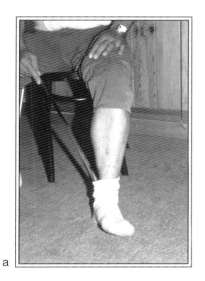 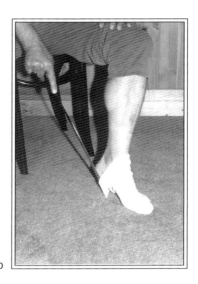

a b

Abb. 34 a-b: Der lange Schuhanzieher zum Ausziehen der Strümpfe

Sie müssen in der Regel mindestens in den ersten 3 Wochen nach der Operation Tag und Nacht <u>Kompressionsstrümpfe/Stützstrümpfe</u> tragen. Sie können sie aber leider nicht selbst an- und ausziehen, bitten Sie deshalb das Pflegepersonal um die entsprechende Hilfestellung.

Müssen Sie für einen längeren Zeitraum – weit über die Rehabilitationszeit hinaus oder sogar für immer – Stützstrümpfe tragen, gibt es spezielle Strumpfanzieher. Allerdings sind nicht alle Modelle gut geeignet für Patienten und Patientinnen mit einem neuen Hüftgelenk. Sie erfordern in der Regel viel zu viel Hüftgelenkbeugung. Mithilfe der Ergotherapeutin lässt sich aber meist ein Gerät Ihren Möglichkeiten anpassen. Nur in Ausnahmefällen eignet sich kein Modell und Sie müssen weiterhin die Hilfe einer anderen Person in Anspruch nehmen.

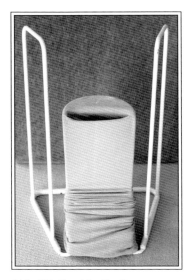

Abb. 35: Der Medibutler
– eine Anziehhilfe für Kompressionsstrümpfe
(siehe auch Anhang S. 72 f. „Anleitung zur Benutzung einer Anziehhilfe für Kompressionsstrümpfe")

Hosen, lange, kurze, Unterhosen, Badeanzug/Badehose können mit einer Greifzange, Hosenträgern, dem daraus abgewandelten „Hosenträgerband", dem langen Schuhanzieher oder sogar auch den Gehstützen angezogen werden. Am empfehlenswertesten erscheint uns das Hosenträgerband, da es einfach und schnell selbst herzustellen, billig, leicht und gut transportabel (z.B. zum Schwimmen, Bewegungsbad etc.) ist. Es besteht aus einem ausreichend langen Wäscheband (ca. 150 cm) und 2 Hosenträgerklipsen, die an den beiden Enden des Bandes befestigt werden (annähen, anknoten etc.).

Die Klipse werden vorne rechts und links am Hosenbund befestigt. Dann wird die Hose mittels des langen Bandes zu den Füßen heruntergelassen, sodass sie vor den Füßen auf dem Boden liegt, der Fuß des operierten Beines oder auch beide gleichzeitig in die Hosenbeine geführt und die ganze Hose an dem Band nach oben gezogen.

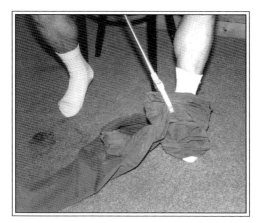

a

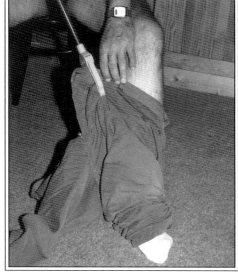

b

Abb. 36 a-b: Anziehen von langen Hosen mit der Greifzange

Zum Ausziehen von Hosen eignen sich besonders gut die Gehstützen oder der lange Schuhanzieher, aber auch die Greifzange ist möglich. Oder Sie schieben die Hose mit dem gesunden Bein herunter.

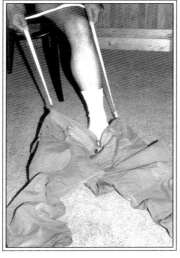 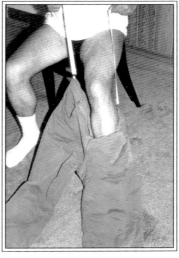

a b
Abb. 37 a-b: Anziehen mithilfe eines Hosenträgerbandes

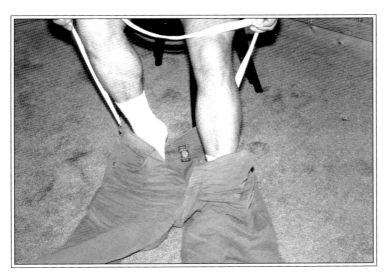

Abb. 38: Mit beiden Beinen/Füßen gleichzeitig in die Hosenbeine steigen

Ihre Schuhe sollen fest, stabil und ohne höheren Absatz sein. Am besten sind Slipper geeignet, in die Sie problemlos, evtl. mithilfe eines langen Schuhanziehers, hineinschlüpfen können.

Schuhe mit Klettverschlüssen lassen sich meist nur schwer fest verschließen. Mithilfe des Schuhanziehers, einer Gehstütze oder der Greifzange können Sie den Verschluss zwar überklappen, ihn aber nicht festziehen. Auch die Greifzange ist für diesen Kraftaufwand nicht geeignet.

Halbschuhe mit Schnürung müssen mit elastischen Schnürbändern versehen werden. Diese werden einmal von einer anderen Person an Ihrem Fuß gebunden, danach werden die Schuhe wie Slipper an- und ausgezogen, die Schnürung bleibt immer gebunden. Damit die Schuhlasche beim Anziehen nicht mit nach vorne durchrutscht, lassen Sie 2 kleine Schlitze in das obere Ende der Lasche schneiden, durch die die Schnürbänder kreuzweise zwischen dem letzten und vorletzten Loch durchgezogen werden. Geschnürte Stiefel können nicht auf die gleiche Weise verändert und damit selbstständig angezogen werden.

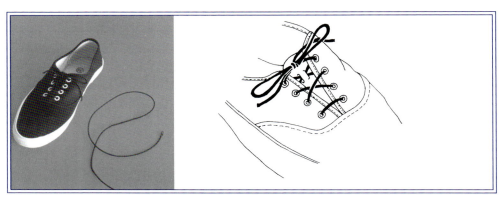

Abb. 39: Schnürschuhe mit elastischen Schnürsenkeln

An- und Auskleiden	
Achtung!	→ Gefahr der Beugung über 90° und der Innenrotation
richtiges Verhalten:	→ festes, eher flaches Schuhwerk tragen
	→ im Sitzen an- und ausziehen
	→ alle Kleidungsstücke in guter Reichweite vor dem Körper bereitlegen
Hilfsmittel	→ Strumpfanzieher
	→ Anziehhilfe für Stützstrümpfe
	→ Hosenträger oder „Hosenträgerband"
	→ langer Schuhanzieher
	→ Greifzange
	→ elastische Schnürsenkel

i) Auto fahren, Ein-/Aussteigen

Mancher Patient/manche Patientin kommt mit dem eigenen Auto in das Krankenhaus gefahren und möchte am liebsten nach der Operation – nun mit dem neuen Hüftgelenk – auch wieder mit dem Auto nach Hause fahren!

Aber halt! So einfach ist es nicht. Selbstständiges <u>Autofahren</u> direkt nach dem Krankenhausaufenthalt ist nur unter der Bedingung erlaubt, dass das linke Bein das operierte ist und das Auto eine Schaltautomatik hat. Andernfalls müssen Sie mit dem Fahren bis zur 7. Woche warten.

Aber <u>Mitfahren</u> ist auf jeden Fall schon bald möglich. Und so können Sie in einen PKW vorne rechts ein- bzw. aussteigen:

- ■ Der Beifahrersitz soll weit nach hinten verstellt sein, die Rückenlehne nicht zu steil stehen.

- ■ Sie stehen in der offenen Autotür mit dem Rücken zum Beifahrersitz und setzen sich langsam herunter auf den Sitz, dabei können Sie sich an der Tür, an dem Griff oben im Auto, rechts an der Rückenlehne oder links am Armaturenbrett festhalten.

- ■ Danach schwenken Sie entweder beide Beine gleichzeitig en bloc durch Drehung des Gesäßes auf dem Sitz in das Auto (Abb. 41) oder setzen die Beine einzeln nacheinander mit kleinen Schritten an das Auto heran und dann hinein (Abb. 42). Den Oberkörper legen Sie etwas zurück, damit Sie Ihr Hüftgelenk dabei nicht über 90° beugen. Das Gesäß dreht sich peu à peu mit. Um die Drehung auf dem Sitz zu erleichtern, legen Sie sich z. B. eine Plastiktüte unter, diese müssen Sie dann aber unbedingt vor dem Losfahren wieder entfernen.

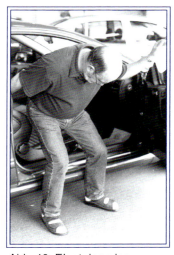

Abb. 40: EInsteigen ins Auto ...

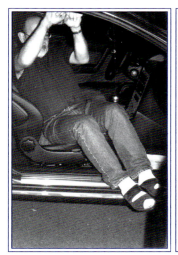

Abb. 41: ... beide Beine gleichzeitig

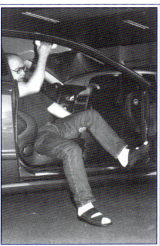

Abb. 42: ... einzeln

- Zum Schluss stellen Sie sich die Sitz- und Rückenlehnenposition individuell ein und legen den Sicherheitsgurt an.

- Das Aussteigen erfolgt in umgekehrter Reihenfolge genauso.

- **Achtung!** Kein Keilkissen im Auto verwenden. Damit wird die Neigung des Sitzes nach hinten gemindert oder sogar aufgehoben und vor allem beim Bremsvorgang einer „Rutschpartie" nach vorne Vorschub geleistet.

Selbst fahren oder mitfahren im Auto

Achtung!	➜ Gefahr der Flexion über 90° und der Rotation
	➜ kein Keilkissen im Auto verwenden
richtiges Verhalten:	➜ sofort selbst Auto fahren nur bei links operiertem Hüftgelenk und Auto mit Automatik; sonst erst ab erlaubter Vollbelastung selbst fahren
	➜ sich seitlich auf den Beifahrersitz setzen, dabei den Oberkörper etwas zurücklegen
	➜ durch Drehung des Beckens auf dem Sitz die Beine beide zusammen oder einzeln nacheinander in das Auto setzen
Hilfsmittel:	➜ Plastikfolie/-tüte als Drehhilfe auf dem Sitz, jedoch nicht während der Fahrt

---

j) Verhalten in öffentlichen Verkehrsmitteln

Bus fahren: Steigen Sie vorne beim Fahrer ein und bitten ihn zu warten, bis Sie einen Sitzplatz erreicht haben. Bitten Sie bei Bedarf Mitfahrer um einen Platz, denn das Stehen in einem fahrenden Bus wird grundsätzlich, zumindest in den ersten Wochen nach der Operation, eher schwieriger für Sie sein.

Zum Aussteigen stehen Sie möglichst nur bei haltendem Bus auf und gehen zur Ausstiegstür, z.B. schon während des Haltens vor dem Aussteigen.

Je nach Anordnung der Sitze im Bus wählen Sie nach Möglichkeit einen Sitz, der quer zur Fahrtrichtung steht. Auf den Längsbänken ist das Becken (und damit auch das neue Hüftgelenk) leicht ruckartigen seitlichen Bewegungen beim Bremsen und Anfahren ausgesetzt, die unangenehm bis schmerzhaft sein können. Das Gleiche gilt für das Stehen im Bus: Stehen Sie mit dem Blick in Fahrtrichtung und halten Sie sich gut, am besten mit beiden Händen fest.

U- oder S-Bahn fahren: Hier gelten im Prinzip die gleichen Hinweise wie beim Busfahren. Wenn aber eine U- oder S-Bahn nur Längsbänke hat, setzen Sie sich am besten auf den Randplatz, auf dem Sie mit der operierten Hüfte an der Seitenwand gegen ruckartige Bewegungen Halt finden können.

k) Treppen steigen

In den ersten Tagen oder Wochen nach der Operation lernen Sie, Treppen hinauf und hinunter zu gehen. Anfangs setzen Sie beide Füße auf dieselbe Stufe, ehe Sie auf die nächste steigen. Eine Hand liegt auf dem Geländer, die andere stützt sich auf der einen Gehstütze ab und hält gleichzeitig die andere waagerecht in der Hand.

Hinaufsteigen: Setzen Sie das nicht operierte Bein auf die (erste) Stufe, dann setzen Sie das operierte Bein und die Stütze gleichzeitig daneben.

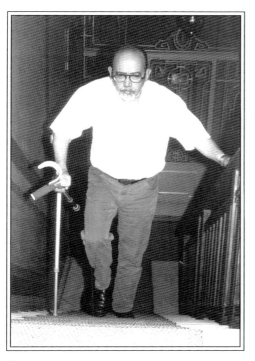
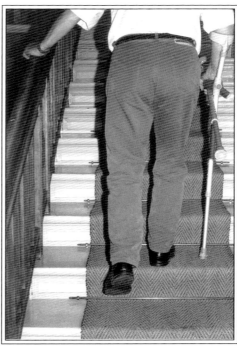

a
b
Abb. 43 a-b: Treppen hinaufsteigen

59

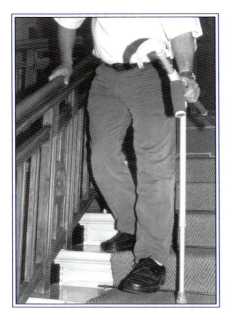

Hinuntersteigen: Stellen Sie die Stütze und das operierte Bein gleichzeitig auf die nächstniedrigere Stufe, dann stellen Sie das andere Bein daneben.

Auf diese Weise gehen Sie in den ersten 6-8 Wochen Treppen hinauf und hinunter.

Abb. 44: Treppen hinuntersteigen

l) Haushalts- und Gartenarbeiten

Die alltäglich anfallenden Arbeiten in einem privaten Haushalt und kleinen Garten erfordern als Grundfunktionen das Stehen, Sitzen, Bücken, Gehen und die Körperdrehung im Raum. Aber keine Angst! Wenn Sie das bisher gelernte neue Verhalten auf die notwendigen Alltagsaufgaben übertragen, können Sie sich mit nur geringer Hilfe von anderen Menschen selbst versorgen.

→ Beachten Sie weiterhin die bisher benannten Gefahren für das neue Hüftgelenk!

→ Benutzen Sie Ihre Hilfsmittel auch weiterhin zu Hause!

→ Lassen Sie sich noch in der Rehabilitationsklinik über weitere Hilfsmittel, Tricks und Tipps für Ihre spezielle häusliche Situation beraten!

→ Arbeiten Sie langsam, vorsichtig und in kleineren zeitlichen Etappen!

→ Beachten Sie ungewohnte Schmerzen!

→ Gönnen Sie sich ausreichende Ruhepausen!

→ Nehmen Sie die Hilfsangebote der Familienmitglieder oder anderer Menschen im Zweifelsfalle an!

→ Bewegen Sie sich regelmäßig und häufig am Tag im Rahmen Ihres Übungsprogramms!

→ Steigen Sie nicht auf Leitern, z.B. um Fenster zu putzen!

➜ Seien Sie für ca. 3 Monate sehr vorsichtig beim Tragen von Lasten und bei kraftvollen Arbeiten:

– Gehen Sie täglich kleine statt einmal in der Woche große Mengen einkaufen!

– Tragen Sie Ihren Einkauf am besten in einem Rucksack auf dem Rücken!

– Lassen Sie sich Getränkekisten in die Wohnung liefern!

➜ Auch zu Hause: **Erst denken, dann handeln!**

Beim Bücken bzw. längeren Arbeiten auf dem Boden können Sie sich nun schon mal auf das operierte Bein knien, das andere bleibt aufgestellt. Zum Aufstehen aus der Kniestellung stützen Sie sich auf einen Stuhl, Hocker oder Tisch in direkt erreichbarer Nähe oder auf das aufgestellte gesunde Bein. Bei großer Unsicherheit vermeiden Sie das Knien auf dem Boden allerdings besser. Und grundsätzlich ist es besser und sicherer, solche Tätigkeiten nur in Anwesenheit anderer Menschen/Familienangehöriger in Ihrer Umgebung auszuführen.

Achtung! Nach wie vor keine übertriebenen Bewegungen machen, Belastungsschmerzen und Ermüdungszeichen beachten und die Arbeitsstellung verändern und/oder die Arbeitszeit verkürzen.

m) Sportarten

Grundsätzlich können Sie auch nach erfolgreicher Operation und Rehabilitation Sport treiben, vor allem wenn Sie schon vorher sportliche Aktivitäten unternommen haben. Allerdings gibt es einige ungeeignete Sportarten, die eine Luxationsgefährdung darstellen oder das betroffene Gelenk einseitig überlasten.

Eine unabdingbare Grundvoraussetzung für die (Wieder-)Aufnahme von sportlichen Aktivitäten ist allerdings ein einwandfreies mechanisches Zusammenspiel Ihres neuen Gelenkes mit Ihrem Muskelkorsett sowie die feste knöcherne Verankerung der Prothese. Bitte werden Sie nicht sportlich aktiv, ohne mit Ihrem Orthopäden oder Ihrer Orthopädin darüber gesprochen zu haben!

Wir haben im Folgenden eine Auswahl der gängigen Sportarten alphabetisch aufgelistet und die jeweiligen Beanspruchungsmerkmale zusammengestellt. Bei weiteren Fragen sprechen Sie mit Ihrem Arzt/Ihrer Ärztin darüber, es gibt fast immer Alternativen oder Lösungen:

Ballspiele: Kontaktsportarten wie Fuß-, Hand-, Faust-, Volley- und Basketball sind aufgrund der hohen Verletzungsgefahr prinzipiell ungeeignet.

 Golf: Ein sicherer Stand und eine korrekte Schlagtechnik gehören zur Ausübung dieser Sportart. Versuchen Sie, durch Haltungskorrektur (Reduktion der Krafteinwirkung und Verkürzung der Drehbewegung) Maximalschläge zu vermeiden. Lassen Sie sich von Ihrem Pro beraten. Sie müssen nicht auf das Spiel verzichten.

 Gehen/Laufen (kein Walking), Joggen: Bei diesen Sportarten kann es zu einer ungünstigen Belastung des Kunstgelenkes kommen. Daher beachten Sie bitte folgende Grundregeln: Tragen Sie geeignete, gut gefederte Laufschuhe. Laufen Sie nur auf übersichtlichem Gelände. Meiden Sie unebenen Waldboden mit Steinen und Wurzelwerk. Denken Sie an die Pausen, überlasten Sie nicht die Muskulatur, gehen Sie nicht über Ihre Leistungsfähigkeit hinaus. Eine ermüdete Muskulatur kann das neue Gelenk nicht sicher stabilisieren. **Nordic Walking** jedoch ist erlaubt, da keine extremen Drehbewegungen im Beckenbereich stattfinden.

 Krafttraining/Gewichtheben: Eine kräftige und gut funktionierende Muskulatur schützt Ihre Prothese. Kontrolliertes Krafttraining kann bereits in der Rehabilitationsklinik beginnen. Sie sollten jedoch vom freien Gewichtheben Abstand nehmen und kontrollierte, geführte Bewegungen bevorzugt an Geräten durchführen.

 Radfahren: Gegen Radfahren ist trotz gegenteiliger Äußerungen nach langjähriger Erfahrung nichts einzuwenden. Üben Sie vorher auf dem Heimtrainer, ehe Sie im freien Verkehr auf das Rad steigen. Bei Unsicherheiten im Gleichgewicht besteht eine erhöhte Sturzgefahr. Die Sattelhöhe sollte so eingestellt sein, dass Sie bequem mit den Füßen den Boden erreichen, um sich jederzeit abstützen zu können. Wählen Sie ein Rad mit tiefem Einstieg, Herrenräder mit Horizontalstangen sind wegen der Luxationsgefahr ungeeignet.

 Reiten verlangt Bewegungen, die für Menschen mit einer Endoprothese ungeeignet sind, denn gefordert wird die weite Abspreizung und verstärkte Außendrehung im Hüftgelenk. Daher sollten Sie von dieser Sportart in der Regel Abstand nehmen, fragen Sie jedoch bitte Ihren Orthopäden oder Ihre Orthopädin.

 Rudern: Rudern ist an sich unbedenklich. Beim Einsteigen und Aussteigen sollte darauf geachtet werden, das betroffene Bein nicht zu weit abzuspreizen. Maximale Hüftbeugung beim Vorrollen ist erst nach einem Jahr erlaubt.

Schwimmen ist je nach Stilart eine sehr gut geeignete Sportart, um die Beweglichkeit in Ihrem neuen Gelenk zu erhalten. Vermeiden Sie den maximalen Beinschlag beim Brustschwimmen in den ersten 12 Monaten.

Segeln: Auf das Segeln in kleinen Schiffen sollte verzichtet werden. Auf großen Schiffen achten Sie darauf, dass Sie rutschfeste Schuhe tragen, um die Sturzgefahr zu verringern.

Skilanglauf können Sie grundsätzlich (klassisch) ausüben. Wählen Sie eher ebene Loipen wegen der erhöhten Sturzgefahr in hügeligem Gelände. Verzichten Sie auf den Schlittschuhschritt (Skating) wegen des dabei extremen Bewegungsausmaßes. Bei gut trainierter Muskulatur und breiten Wanderski bestehen keinerlei Bedenken.

Skilauf alpin: Generell stellt die erhöhte Sturzgefahr ein Risiko der Luxation und des Knochenbruchs im Bereich der Prothese dar. Sollten Sie bereits vor der Operation sehr gut Ski gelaufen sein, können Sie bei gut trainierter Muskulatur allerdings schon ein Jahr nach der Operation wieder auf einfachen Pisten fahren.

Tanzen: Beim Tanzen sind Drehbewegungen des Oberkörpers bei festgestelltem operierten Bein zu vermeiden. Versuchen Sie, in Kleinstschritten zu drehen, um die Maximalbewegung zu vermeiden.

Tennis: Generell gilt auch bei dieser Sportart, Dreh- und Abbremsbewegungen sowie vor allem unkontrollierte Richtungswechsel (hohe Belastung für das Hüftgelenk) zu vermeiden. Sollten Sie vor der Operation diesen Sport sehr gut beherrscht und ökonomische Bewegungsmuster entwickelt haben, können Sie aber bei gut trainierter Muskulatur bereits ein Jahr nach der Operation wieder auf den Tennisplatz. Meiden Sie aber Hart- und Filzböden.

Tischtennis: Abrupte Drehbewegungen, schnelle und ruckartige Bewegungsabläufe und schnelle Richtungswechsel führen zu hohen Belastungen im Hüftgelenk. Achten Sie daher auf einen korrekten Stand und benutzen Sie größere, langsamere Bälle, um große Ausfallschritte zu vermeiden.

Wasserski ist grundsätzlich streng verboten, da das Aufstehen aus der Hocke unter diesen Bedingungen eine extreme Luxationsgefahr mit sich bringt und die Stöße im Wasser eine Maximalbelastung für die Hüfte darstellen.

Achtung!

😞 Alle Sportarten, die das Gelenk durch ruckartige Bewegungen und Stöße, schnelle Richtungswechsel und abrupte Drehbewegungen belasten bzw. stauchen, sind zu vermeiden.

😞 Belastungsschmerzen und Zeichen der Überanstrengung beachten.

😞 Kontaktsportarten (Fußball, Volleyball, Handball, etc.) vermeiden.

IX   Anhang

1 Hilfsmittel in der Übersicht

Hilfsmittel	Übernahme durch die Kranken- kasse	Kosten (EUR)	erhältlich bei	Hersteller Einkauf über Sanitäts- fachhandel
Beinlifter oder Fuß- heber/Band für die Beinhebung beim Aussteigen aus dem Bett	nein	max. 5,50	▪ Kaufhaus ▪ Kurzwaren- laden ▪ Sanitäts- fachhandel	▪ Thomas Hilfen ▪ Rehaforum
Holzklötze zur Betterhöhung	nein		▪ Sanitäts- fachhandel	▪ Thomas Hilfen
Haltegriffe	nicht gesichert		▪ Sanitäts- fachhandel ▪ Baumarkt	▪ Meyra ▪ Servoprax ▪ Thomas Hilfen
Keilkissen	nein	ca. 25.- bis 50.-	▪ Sanitäts- fachhandel ▪ Kaufhaus	
Arthrodesenkissen	ja		▪ Sanitäts- fachhandel	
Toilettensitzerhöhung in verschiedenen Ausführungen	ja		▪ Sanitäts- fachhandel	▪ Meyra ▪ Rehaforum ▪ Servoprax ▪ Thomas Hilfen

Hilfsmittel	Übernahme durch die Kranken-kasse	Kosten (EUR)	erhältlich bei	Hersteller Einkauf über Sanitäts-fachhandel
Greifzange	ja	ca. 35,- bis 55,-	▪ Sanitäts-fachhandel	▪ Meyra ▪ Thomas Hilfen ▪ Rehaforum
Badewannenbrett	nicht gesichert		▪ Sanitäts-fachhandel	▪ Meyra ▪ Servoprax ▪ Thomas Hilfen
Duschhocker in verschiedenen Ausführungen	nicht gesichert		▪ Sanitäts-fachhandel	dito
Badewannenlifter	ja		▪ Sanitäts-fachhandel	▪ Thomas Hilfen u. a. Fa
Wandklappsitz für die Dusche	nicht gesichert		▪ Sanitäts-fachhandel	▪ Meyra ▪ Thomas Hilfen ▪ Servoprax
Zehenreiniger mit langem Griff	fraglich		▪ Sanitäts-fachhandel	▪ Rehaforum ▪ Servoprax ▪ Thomas Hilfen
lange Waschbürste	nein	ca. 5,50 bis 10,50	▪ Kaufhaus	

Hilfsmittel	Übernahme durch die Kranken- kasse	Kosten (EUR)	erhältlich bei	Hersteller Einkauf über Sanitäts- fachhandel
Wasch- und Eincremehilfe/ Malerrolle **Achtung! Nur noch bis ca. 45 cm Stiel- länge erhältlich**	nein	ca. 5,50	▪ Kaufhaus ▪ Baumarkt	
Strumpfanzieher	ja	ca. 15,- bis 26,-	▪ Sanitäts- fachhandel	▪ Meyra ▪ Thomas Hilfen
Anziehhilfe für Thrombosestrümpfe/ Medibutler	ja	ca. 50,-	▪ Sanitäts- fachhandel	▪ Meyra ▪ Thomas Hilfen
langer Schuh- anzieher	nein	ca. 5,50	▪ Kaufhaus ▪ Schuh- geschäft ▪ Sanitäts- fachhandel	▪ Thomas Hilfen ▪ Servoprax

Hilfsmittel	Übernahme durch die Kranken-kasse	Kosten (EUR)	erhältlich bei	Hersteller Einkauf über Sanitäts-fachhandel
elastische Schnürbänder	nein	ca. 2,50 bis 5,50	▪ Sanitäts-fachhandel	dito
Hosenträgerband/ Einzelteile zum Nähen	nein	ca. 2,50	▪ Kaufhaus ▪ Kurzwaren-laden	
Griff-/ Gehstützenpolster	nein	4,- bis 5,-	▪ Sanitäts-fachhandel	▪ bort medica

Viele der aufgeführten Hilfsmittel werden von der jeweiligen Krankenkasse übernommen, müssen aber erst beantragt werden. Immer aber muß es eine eindeutige Indikation für die Verordnung eines Hilfsmittels geben. D.h. nicht bei jedem Patienten mit einem Hüftgelenkersatz wird auf jeden Fall z.B. ein Badewannenlifter, ein Duschhocker oder die Anziehhilfe für Thrombosestrümpfe von der Krankenkasse bezahlt. Die notwendige Heilmittelverordnung stellt der Arzt aus, er stellt damit auch die Indikation zur Verordnung. Aber jedes Hilfsmittel ist auch nicht für jeden Patienten notwendig.

2 Anleitung zur Benutzung eines Strumpfanziehers

1 Den Strumpfanzieher mit dem abgerundeten bzw. 3-laschigen Ende vom Körper weg und der Wölbung nach unten auf den Schoß legen.

2 Kniestrumpf, Socke oder Strumpfhose (zuerst für die operierte Seite) mit der Ferse nach unten über den Strumpfanzieher ziehen. Das Bündchen sollte glatt am oberen Ende liegen.

3 Die ganze Länge des Strumpfes vollkommen über den Strumpfanzieher ziehen, sodass die Spitze des Strumpfes straff über der „Spitze" des Strumpfanziehers und der Rest locker am Bündchen sitzt.

4/5 Den Strumpfanzieher an den Enden der Bänder festhalten und auf den Boden gleiten lassen.

Den Fuß bis zur Spitze hineinschieben/mit den Zehen in die Strumpfspitze krabbeln.

6 Den Strumpfanzieher an den Bändern hochziehen. Dabei den Fuß möglichst lang strecken. Ungefähr in Höhe der Wade gleitet der Strumpfanzieher aus dem Strumpf heraus. Der Strumpf sitzt dann glatt am Bein. Die Strumpfhose wird dann weiter nach oben gezogen.

Modell 1:
Strumpfanzieher aus Hartplastik

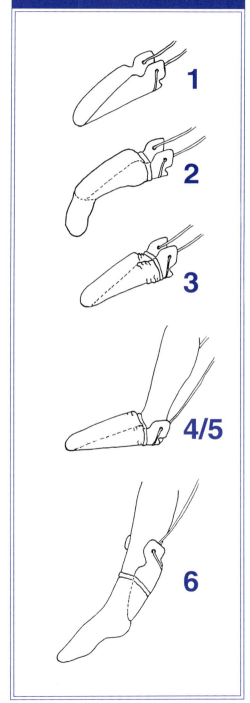

Modell 2:
Strumpfanzieher mit Stoff überzogen

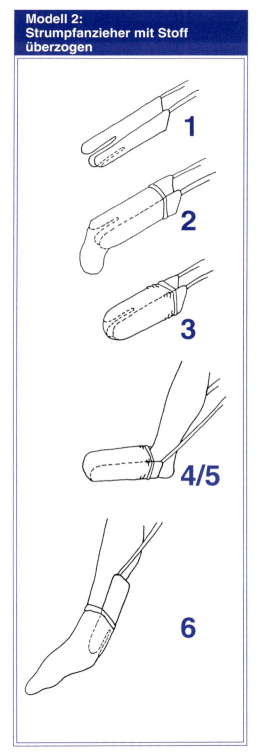

3 Anleitung zur Benutzung einer Anziehhilfe für Kompressionsstrümpfe

1 Die Strumpfanziehhilfe vor sich auf einen Tisch oder Stuhl stellen.

2 Den Kompressionsstrumpf mit der Spitze nach unten in den gewölbten Teil der Anziehhilfe hängen und den oberen Rand links herum über den oberen, gewölbten Rand ziehen.

3 Den Strumpf so lange über den Rand nach unten ziehen, bis die Ferse hinten oben erscheint.

4a-b Im Stehen mit der Fußspitze in die Öffnung steigen und den Fuß gestreckt nach unten drücken (4a), bis die Ferse am Boden steht (4b).

5 Die langen, seitlichen Griffe in die Hand nehmen und den Strumpfanzieher nach oben in Richtung Knie ziehen. Der Strumpf rollt mit nach oben ab.

6 Den Strumpfanzieher zurück in Richtung Fuß schieben, um ihn vom Strumpf zu lösen (ohne Abbildung).

7 Den oberen Teil des Strumpfes mit den Händen weiter hochziehen (ohne Abbildung).

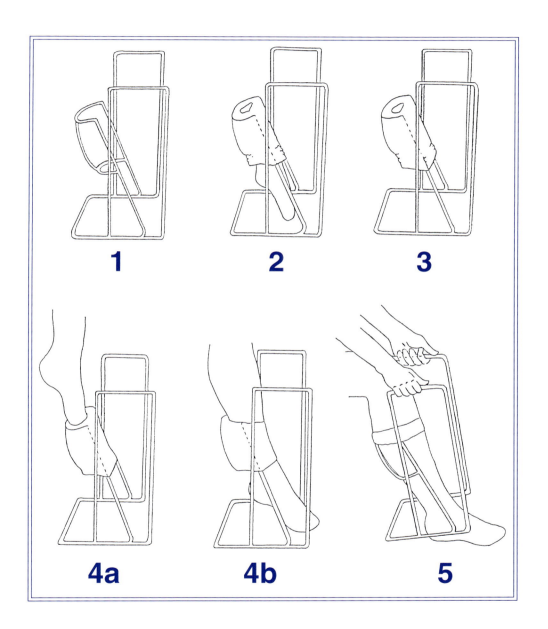

X   Glossar

Die in diesem Buch verwendeten Begriffe sind meist bereits im Text erklärt worden. Dieses Glossar soll Ihnen einen Überblick über die medizinischen Ausdrücke geben, die häufiger verwendet werden.

ABDUKTION:	Abspreizung
ADDUKTION:	Anspreizung
ARTHROSE:	degenerativer Gelenkverschleiß
EMBOLIE:	Blutgerinnsel in einer Arterie
ENDOPROTHESE:	künstliches Körpergelenk
FLEXION:	Beugung
FRAKTUR:	Knochenbruch
IMPLANTAT:	in den Körper eingebautes Funktionsteil
KERNSPINTOMOGRAPHIE:	bildgebendes Verfahren zur Untersuchung von Körpergeweben.
KNOCHENZEMENT:	Zweikomponentenkleber mit schneller Aushärtung zur Fixierung von Kunstgelenken in Knochen
LUXATION:	Verrenkung, Ausrenkung eines Gelenkes
OSTEOPOROSE:	Entkalkung des Knochens (Verlust an Mineralsubstanz) mit nachfolgendem Stabilitätsverlust
OSTEOTOMIE:	Durchtrennung eines Knochens
RETROVERSION:	nach hinten führen
REVISON:	erneuter (u. U. gleichartiger) Eingriff
REZIDIV:	Wiederauftreten einer Erkrankung am selben Ort
ROTATION:	Drehbewegung
SYNOVEKTOMIE:	Entfernung der Gelenkschleimhaut
SZINTIGRAPHIE:	Radio-Isotopenuntersuchung zur Überprüfung der Stoffwechselaktivität von menschlichem Gewebe
TEP-TOTALENDOPROTHESE:	komplettes künstliches Gelenk
THROMBOSE:	Blutgerinnsel in einer Körpervene

Zeitschriften | Bücher | Therapiematerialien

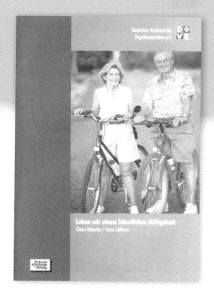

Claire Valentin | Anne Leliévre
64 Seiten, 103 Abbildungen
ISBN 978-3-8248-0199-2
9. Auflage 2006, 6,50 EUR

Staffelpreise ab 50 Expl. 4,95 EUR/Expl.
              ab 100 Expl. 4,60 EUR/Expl.

Leben mit einem künstlichen Hüftgelenk

Hüftgelenkschäden kommen sehr oft vor. Häufig muss das erkrankte Gelenk durch eine Totalendoprothese (TEP) ersetzt werden. Aufgrund von Unfällen und Erkrankungen an der Hüfte (Coxarthrose) sowie angeborenen Missbildungen werden in Deutschland jährlich ca. 150.000 Patienten künstliche Hüftgelenke eingesetzt.
Diese Broschüre wurde von Ergotherapeuten erarbeitet, um Fragen zu beantworten, die vor oder nach der Operation auftauchen. Die Informationen, die der Arzt bereits dem Patienten mit einer TEP erteilt hat, werden vervollständigt oder wiederholt.
Die Gründe für eine solche Operation und die Funktion einer gesunden Hüfte und der Prothese werden erklärt. Weiterhin werden die Operation und der normale Heilungsverlauf erläutert, und es werden praktische Ratschläge gegeben, wie man sich im täglichen Leben mit einer TEP verhalten soll. Das Buch erwähnt Vorsichtsmaßnahmen direkt nach der Operation und zeigt die Hilfsmittel, die dem Patienten nach einer solchen Hüftgelenkoperation Selbstständigkeit geben.

Erhältlich über den Buchhandel
oder direkt beim Verlag:

Schulz-Kirchner Verlag GmbH
Postfach 12 75 · D-65502 Idstein
Tel. (0 61 26) 93 20-0
Fax (0 61 26) 93 20-50
E-Mail: bestellung@schulz-kirchner.de

www.schulz-kirchner.de/shop
Ihr Online-Lieferservice für
alle medizinischen Bücher

- versandkostenfrei bei Bankeinzug
- Geld-zurück-Garantie
- SSL-Verschlüsselung

Das Gesundheitsforum

Schulz-Kirchner Verlag

Zeitschriften | Bücher | Therapiematerialien

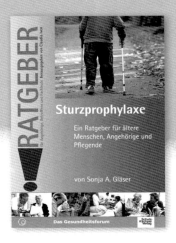

Sonja A. Gläser
60 Seiten, 25 Abbildungen
ISBN 978-3-8248-0283-8
1. Auflage 2009, 8,40 EUR
Staffelpreise ab 10 Expl. 7,60 EUR/Expl.
ab 50 Expl. 6,80 EUR/Expl.

Sturzprophylaxe
Ein Ratgeber für ältere Menschen, Angehörige und Pflegende

Die Bevölkerung der Bundesrepublik Deutschland wird immer älter. Zu altern bedeutet aber nicht zwangsläufig, die übliche körperliche Gebrechlichkeit des Alters zu durchlaufen. Während es genügend Erkrankungen gibt, auf deren Folgen und Einschränkungen wir keinerlei Einfluss haben, gehört die Minderung der körperlichen Leistungsfähigkeit mit den damit verbundenen Folgen – wie z. B. die erhöhte Sturzgefahr – aber nicht unabdingbar dazu. So ist es möglich, durch ein gezieltes Trainingsprogramm Kraft, Koordination, Gleichgewicht und Mobilität älterer, sturzgefährdeter Menschen zu steigern und ihre körperliche Verfassung zu verbessern, um ihnen damit zu einer verbesserten Lebensqualität zu verhelfen. Angepasst an die individuellen körperlichen Voraussetzungen eines älteren Menschen wird der Sturzgefahr durch körperliches Training und körperliche Aktivität entgegengewirkt und die sturzbedingte emotionale Zurückhaltung kann abgebaut werden.

Dieser Ratgeber soll Betroffenen, Angehörigen und Pflegenden einen kleinen Einblick in die altersbedingten Veränderungen des Körpers geben und sie darin unterstützen, individuelle Sturzgefahren innerhalb der eigenen Umgebung besser einzuschätzen. Durch ein kleines Übungsprogramm will er Spaß und Freude an der Bewegung fördern. Der Weg ist das Ziel – und dieser Ratgeber kann ein kleiner Schritt in die richtige Richtung zur Sturzprävention sein.

Erhältlich über den Buchhandel
oder direkt beim Verlag:

Schulz-Kirchner Verlag GmbH
Postfach 12 75 · D-65502 Idstein
Tel. (0 61 26) 93 20-0
Fax (0 61 26) 93 20-50
E-Mail: bestellung@schulz-kirchner.de

www.schulz-kirchner.de/shop
Ihr Online-Lieferservice für
alle medizinischen Bücher

- versandkostenfrei bei Bankeinzug
- Geld-zurück-Garantie
- SSL-Verschlüsselung

Das Gesundheitsforum